医者という病

和田秀樹

Hideki Wada

まえがき

医者というのは、勉強もできて、人の命を助けようとする尊い職業だと考えている人が多いでしょう。

実は、私も昔はそうでした。

私は、高校時代、映画監督になるという夢があり、その資金を稼ぐために医者になることを志し、医学部を受験して合格しました。映画会社が助監督試験をやめたので、自分で金を作るしかないと思ったからです。

そういうわけで、医学生時代は、授業はさぼれるだけさぼり、アルバイトや映画の現場の使い走りなどをやっていて、いつも試験前にノートを借りに行く前に説教を受けました。

「お前みたいなやつが勉強ができるからといって、医学部に入ると、人の命を真剣に助けたいと思って勉強しているやつが一人落ちるということがわかっているんか？」

その通りです。やはり医学を志す人たちは、勉強ができるだけでなく、立派な考え方をもっているのだと感動しました。

しかし、私は幸いにして、老年精神医学の世界で、すばらしい師（竹中星郎《たけなかほしろう》先生という老年精神医学の第一人者です）に出会い、改心して真面目な医者になることができました。

ところが、私に説教をしてきたような医学生たちは、研究室にこもり、臨床を馬鹿にするようになるのです。

そうこうしているうちに、患者より教授を見ている医者をたくさん見ることになりましたし、自分の専門分野しか勉強しない医者もたくさん見ることになりました。

『m3.com』（エムスリー）という医者向けのサイトがあります。医者しか見られないので、その中にはいろいろな医者の本音が出ます。こういうものは患者に公開すべきと思いますが、原則的に医者の免状を持っていないと見られません。

私がジョンズ・ホプキンス大学で公衆衛生を学んできた木村盛世《きむらもりよ》先生とYouTubeの番組で日本の透析のやりすぎを問題にしたところ、「専門分野でもないのに、自分の考えを発表して軽蔑する」と書かれました。

私はむしろ、日本の医者たちが専門外のことを勉強しないことのほうが問題だと思っていますし、だから専門外のことでもおかしいと思ったことには発言します。

少なくとも、日本より、アメリカのほうが糖尿病患者が多いのに、日本のほうが死因としては腎臓病で死ぬ人が多いのです。

そのサイトでは「その前に腎臓学会、透析学会に出てきて、居並ぶ専門家との議論に参加せよ、専門家に対して自分たちの主張を述べ説得してみよ」と非難されましたが、呼ばれたらいくらでも行きます。呼ばないのは学会のほうです。患者団体で話をせよというのは、患者たちが透析をしないと死ぬと洗脳されているので、ちょっと自信がありませんが、医者相手の話ならいくらでも議論できます。

ちなみにこの投稿に対して医者の反応と言えば賛成53反対3（2023年10月5日現在）でした。

私は透析がいけないと言っているのでなく、そのやりすぎが医療費の無駄になるし、患者のQOLを下げると考えています。本当に週3回必要なのかを疑っているだけです。それについて大規模比較調査をやらないのは学会のほうです。

このように医者というのは、自分の医療に絶対の自信をもち、改善の必要性やその改善のための調査研究をやらない人たちです。

さらに、このエムスリーの私に対する批判の書き込みの中では「和田医師の言葉を真に受けて、透析、血圧、糖尿管理を継続した結果、心筋梗塞、脳梗塞、心不全等の再発、また死亡した場合、責任は放棄でしょう。ひどすぎます。」というのもありました。

私は、自分の経験から医療についての提言をしていますが、患者さんには個人差があるので、私のやり方がうまくいく人もうまくいかない人もいるのを承知しています。うまくいかなければ、通常の医者に行き、その医療を受ければいいだけの話で、本書を読んでいただければわかるように、私は一般の医者のように自分の考えを患者さんに強要することはありません。

問題は、今、医者たちが信じている医療で多くの弊害が生じていることをこの医師のように自覚していないことです。

オーストラリアでの調査では、入院患者の1割は薬物の有害事象によるものでした。日本の場合、ずっとたくさんの量と種類の薬を使うので、もっと多いでしょう。

この投稿の医者は、この医者の言葉を真に受けて、薬物有害事象で具合が悪くなった時に責任を取られているのでしょうか？　私のやり方だけ害が出て、自分のやり方では害が出ないというのはおめでたすぎます。しかし、この投稿に反対する医者は一人もいませんでした。

このように世の中の医者は、上から学んだことが絶対に正しいと思う人が多いようです。

ところが、高齢者が増えるほど、そうはいかないことが多くなっているというのが、長年高齢者を診てきた私の率直な考えです。

臨床をしっかりやっていたら、私のように現代医学の問題点に気づく人は少なくないと思いますが、医学の世界には恐ろしい言論封殺の手段があります。

それが入試面接です。

現在、82の大学医学部すべてで入試面接がありますが、それは点数が足りていても医学部に入れないことを可能にするシステムです。

これによって、多くの女子受験生が不当な扱いを受けたのは記憶に新しいところです。

そのため、自分に逆らいそうな自己主張の強いタイプの受験生（こういう人をプロの面接官が行う海外の入試面接では、積極的に採るのですが）が弾かれるばかりでなく、私のような大学医学の批判者の子弟を落とすのにも使えます。

だから、多くの良心的な医師たちは、現代医学に不満を持ちながら、堂々と発言すると自分の子供を医者にすることができないので我慢しているという現実があります。気の毒なのは患者さんです。

それによってまともな情報が得られないのですから。

本来、大学医学部というのは研究者も育成しないといけないので、変わり者を排除していれば画期的な研究はできません。

日本の医学の発展のために一刻も早く入試面接の撤廃、せめていくつかの大学での撤廃を求めたいのですが、文部科学省の意向と大学医学部の利権もあって、それはなくなることはないでしょう。

一時期、東大医学部はこれをやめたことがあったのですが、学生から自分たちの問題点についての公開質問状が出たとたんにあわてて面接を復活しました。

これらの話だけでなく、いろいろな医学の問題点を私なりに提起したのが本書です。

もちろん、私の言うことが全部正しいというつもりはありませんが、議論がなければ医学は進歩しないというのが私の信念ですし、患者さんにとっても情報は多ければ多いほど選択肢が増えると考えていますので、少しでもお役に立てれば著者として幸甚この上ありません。

和田秀樹

目次

第1章　専門医という病

第2章　大学病院という病

第3章　薬という病

第4章　検査という病

第5章　医学部という病

第6章　医者という病

第7章　医者に騙されず幸福な人生を送るために

第1章　専門医という病

医療業界の諸悪の根源、「専門分化」とは？

現在、大学病院を中心とする医療業界にはさまざまな課題がありますが、中でも私がまず問題視したいのは、**専門分化による診療**です。

大学病院に行くと、「呼吸器内科」「循環器内科」「消化器内科」「心臓外科」「消化器外科」など臓器別の科が無数にあるのを目にします。現在の日本の医療業界では、こうした各臓器によって専門特化した診療がスタンダードになっています。

医学が進歩する中、臓器別に特化した研究や臨床を続けると、各臓器に関する知識が深まり、プロフェッショナルが育成され、医療レベルが上がりやすくなります。難病を患った時は、その臓器の専門医に見てもらったほうがより良い治療を受けられるし、誤診も少なくなるはずです。

専門分化型の診療の何が悪いのか……と思われるかもしれません。

ところが、これらの診療スタイルが効果を発揮するのは、あくまで「一つの病気」を患った場合の話です。

専門の臓器ばかりを診察していると、その弊害もあります。**専門外のことを知らないため、総合的に患者の体を診察できる医者がいなくなってしまう。**現在の日本は、まさに「総合診療ができる人材」がいないという危機的状況に陥っています。

専門分化型の診察が健康を大きく害する！

それの何が問題なのかと、いまいちピンとこない方も多いかと思うので、一つ例を挙げてご説明していきます。

たとえば、長年にわたって糖尿病を専門としてきた医者が、開業したとしましょう。とはいえ、「私の専門は糖尿病です」と謳うだけでは、患者さんはあまり来てくれませんので、その病院は「糖尿病内科、内科、小児科」などと複数の看板を掲げることになります。

専門が糖尿病なのに、それ以外の科を掲げてもいいのだろうかとみなさんは疑問に思われるかもしれませんが、これは決して違法ではありません。日本では、医師免許を持っている人であれば、麻酔科以外の科を看板に掲げることが認められています。

事実、大学の医学部に入ったら、学生は一応全部の科目を履修しますし、仮に一つでも科目を落としたら留年します。

その学生が将来目指しているのが外科医や耳鼻科医であっても、内科や産婦人科、皮膚科など、すべての科目を履修しなければ医者にはなれません。国家試験もいくつもの科目を織り交ぜているので、医師国家試験に受かって医師免許を持っている人であれば、医学全般の知識を持っているとみなされます。だから、**開業する際に自分の専門以外の科を標榜してもまったく問題はない**のです。

ただ、大学時代に学ぶ各科の知識は、あくまで「基礎的な勉強はしている」という程度。それぞれの科について十分に訓練を積んでいるわけではありません。自分の**専門外の病気を持つ患者さんが来た場合は、自信を持って対応できるとは言い難い**のです。

では、自分の専門外の病気を診察することになった場合、医者はどのような対応をするかというと、日常診療の基本ガイドが書いてある医学ハンドブック『今日の治療指針』（医学書院）などを参照し、書かれている通りの治療をします。

たとえば、自分の専門ではない胃潰瘍《いかいよう》の患者さんを診ることになったなら、「胃潰瘍」の項目を見て、そこに書かれている通りの治療をする。薬にしても、そこに書かれている薬を、ガイドラインに沿ってそのまま処方することになります。

このように個人差を考えず、規定のガイドラインに従っただけの診療を行うと、どうしても総合的な診察の視点が抜け落ちてしまいます。**治療や薬の処方も過剰になるので、なんらかの副作用が発生し、患者さんの健康を損なうリスク**が高くなります。

特に、薬の害については、本書の第3章にて詳しくご説明しますが、これは無視できないほど大きな害を生みかねません。

日本の専門医はまったく信用できない

そうはいっても、専門的な知識を持ったお医者さんに診てもらうことには意味があるのではと感じる方もいるでしょう。日本では、それぞれの専門分野の学会が定める要件を満たし、専門研修を修了した医者には、「専門医」という肩書がつくことがあります。一見、その分野のスペシャリストとして頼りがいのある存在のように感じますが、専門医だからといって優秀だとは限りません。

日本には高齢者専門医の集まりである「日本老年医学会」という組織があります。しかし、この**老年医学会の認定医や専門医が多い県は老人医療費が多くなり、平均寿命も短い**との傾向が出ています。逆に、老年医学会の研修施設が三つしかない長野県（地域医療で名高い佐久総合病院や諏訪中央病院は入っていません）では、平均寿命が男女共に高く、老人医療費が少ない傾向にあります。

高齢者医療の専門家であるはずの専門医たちが多いと、なぜ平均寿命が短くなるのか。これは、**老人に対して逆効果になる治療しかしていない**からです。

彼らの大きな問題は、実は老年医療の専門家ではなくて、呼吸器や循環器などの専門の人たちで占められている点です。自分の専門の科では教授になる選挙で勝てなかったので、気の毒に思った教授会が代わりのポストとして老年科の教授にしたという人が多いのです。

確かに彼らは呼吸器や循環器の専門家ではありますが、高齢者医療の専門家ではありません。高齢者にとってより良い治療というものがわからず、偏った専門知識で治療を行った結果、寿命も短くなるし、効果が出ないので医療費もかさむのでしょう。

日本の専門医があまり信用ならない根拠はほかにもあります。それは、**学会の委員をしている教授が専門医になるための試験問題を作っている**ことです。教授たちは基本的には臨床に、そこまで詳しくない人たちばかりなので、問題を作っても、実際の臨床とはかけ離れた理論重視の内容になることが多いのです。その試験にパスできるのは、同じように細かな知識だけが豊富な医者ばかりで、臨床に強い医者とは言い難いのです。

ちなみにアメリカの場合は、大学教授は医者というよりも研究者として扱われるので、専門医の認定には原則的にタッチしません。専門医の認定試験は、実際にそれぞれの科で臨床経験が豊富で優秀な医者が作るので、現場に立つ医者として必須知識がなければパスできないのです。だからこそ、専門医といわれる人たちには高い期待が集まり、実際に彼らが治療に当たった際は、良い結果を出すことができます。

こうしたアメリカの医療制度に対する姿勢は、日本の専門医の団体が大きく見習うべきところではないでしょうか。

超高齢社会で総合診察医がいない恐怖

本来ならば、専門分野ではない領域であっても、患者のニーズがある以上は新たに勉強するべきです。しかし、これまで専門ばかりを極めてきた医者たちは勉強をする気がないし、新しい知識をインプットしようともしない。

これまでの時代は、医者たちが専門外のことに不勉強でもなんとかなっていた部分はありました。

かつての日本の人口構成比は、60歳未満の若い年代層が多数派でした。若いうちは、病気にかかっても、一つか二つ程度。だからこそ、病気にかかった際には、専門医による臓器別の診断を受け、その病気をピンポイントで治すほうが健康な体を維持できたのです。

しかし、時代は変わり、現在は人口の30%が65歳以上となる超高齢社会です。若い人々はあまり病気にならないため、病院に通う患者の50～60%は高齢者です。高齢者の場合は若者と違い、一つの病気だけではなく、高血圧や高血糖などをはじめ、三、四種類の病気を同時に患っていることも珍しくありません。

もし、専門知識にばかり特化した医者たちが、専門外の治療をガイドラインに沿って行った場合、一種類の病気に対して三、四種類の薬を出すのが当たり前になります。そうすると、仮に四種の病気を患っている患者さんであれば、十五種類ほどの薬を処方する必要があります。薬が増えれば、さまざまな副作用が生まれ、逆にその人の生活の質を下げるきっかけにもなりかねません。

たくさんの病気を持ち、なおかつ回復も遅い**シニア世代に対しては、それぞれの病気をピンポイントで個別に治すよりも、その人が抱える複数の病気を総合的に治療し、できるだけ治療や投薬による被害を抑える**ことが、健康を保つための秘訣になります。

にもかかわらず、「自分の専門以外のことは勉強しないし、知識もない。総合的に人の体を診察することができない」という医者ばかりが増えていくことは、本当に恐ろしいとしか言いようがありません。

専門分化の弊害は、**「医療費」**にも表れています。

日本で使われる40兆円以上の医療費のうち、65歳以上の世代が使っている割合は6割弱を占めます。それだけの金額を投じているにもかかわらず、実はその医療システムが間違っているわけです。当然のことですが、臓器別に何人もの専門医に診てもらうことになると、診察料はもちろん、薬代もかかります。しかし、一人の高齢者を一人の総合診療医に診てもらうことができれば、医療費が大きく削減できるはず。

患者の人生のためにも、そして医療費削減のためにも、総合診療を一刻も早く進めていくことが、日本の医療業界の大きな使命だといえるでしょう。

なぜ総合診療医が育たず、専門バカばかり増えるのか？

日本では長らく専門分化型の医療が尊ばれてきましたが、近年総合診療をしない弊害がわかってきたのか、徐々に「専門医よりも総合診療医のほうを増やすことが大切である」との意識変化も生まれつつあります。

その結果、医学部を出た医師の卵が二年間の研修を行う際、従来一つの科だけの研修を行うのが普通だったのですが、複数の専門科を回ることが義務付けられるようになりました。

ただ、残念ながら、政府の思惑通りに事は運んでいません。

何種類もの専門科を回ることで多くの医師の他科についての知識こそ増えたものの、総合診療ができる医師は育っていないのが現状です。その理由は、**学生たちに総合診療を教えられる人材が極めて少ない**からです。

仮に、「呼吸器内科と循環器内科と消化器内科、神経内科を回りました」といって四つの専門科を回った医者が誕生したとしても、いざ治療の際には「では、呼吸器の病気にはこの薬を、循環器の病気にはこの薬を……」とそれぞれの症状に個別に薬を出すだけで、結局、十五種類近い薬を処方するだけに終わります。

患者さんからすれば一度に診察してもらえるので、いくつもの専門科を回らずとも良いというメリットはあるものの、それ以外は本質的に変わりません。

これが総合診療医であったなら、「十五種類の薬を飲むとさすがに体に悪影響があるので、体に害が出ない範囲の薬の量にしますね」「この病気は命にかかわる病気ではないので、まずは優先順位の高いこの三種類の薬だけにしておきましょうね」などと、その**患者さんの「臓器」ではなく、「体全体」のことを考えて治療**します。

だからこその「総合診療」なのです。

本来ならば、専門の科を複数回るのではなく、総合診療を行う総合診療医の元でトレーニングを受けるべきなのですが、残念ながら、今の**日本の大学医学部には、総合診療を教えられる医師がほとんどいない**のが現状です。

たまに総合診療科を設置している大学病院もありますが、そのスタッフはとても少なく、新たな総合診療医を育てる教育体制が整っているとは言い難いでしょう。

医者を選ぶポイントは総合診察ができるか

今後、シニア世代の方々が医者を選ぶ上で、**「その医者が総合医療のわかる医者か**

どうか」という点は非常に重要になってくるはずです。

かかりつけ医を探す際は、「この人は総合的に人を診察できる人なのか」を知るために、その人のキャリアをしっかりと見て、「総合診療の経験があるのか」を重要視してほしいと思います。

また、日本の医療を進歩させるには、文部科学省なり厚生労働省が大々的に介入するしかないと私は思います。高齢者を適切に診察する医者を増やさず、**専門分化型の医療を続けているようでは、結果は思わしくないのに、今後の財政は破綻する**に決まっています。ここまでご紹介してきたように、なにせ専門分化型の治療は、コストが高い割には結果が伴わない。

総合診療のきちんとした研修を受けていない医者は、開業できなくする、公的な保険のお金は出さないなどのシステムを模索すべきではないでしょうか。

第２章

大学病院という病

医療業界で絶大なパワーを持つ医学部教授

厚生労働省の発表によれば、医師は全国に33万９６２３人います（２０２０年12月31日時点）。病院の数は、17万９０９０施設とされています。

医学部を持つ大学は、合計82校。その内訳は、国立大学が42校、公立大学が８校、私立大学が31校、そして防衛医科大学校の1校となっています。

さらに、大学病院と呼ばれる大学医学部の附属病院は、１６３です。

医者全体や病院全体から考えると、大学医学部やその附属病院が非常に少ないのがわかります。

大学病院の中には「医局」と呼ばれる医者たちのグループがあります。これは、「消化器内科」「心臓外科」「耳鼻科」などそれぞれの科に分かれています。同じ専門を持つ研究グループですが、そのトップに君臨する**「医学部教授」**と呼ばれる存在がいます。

そして、この日本で少数の医学部教授が、日本の医療業界で絶大なるパワーを持っていることをご存じでしょうか？

なぜ医学部教授がそれほど大きなパワーを持つのか。本章ではその理由をご紹介していきます。

大学病院こそ治療は下手くそ

みなさんは、大学病院に対してどのようなイメージを持っているでしょうか？

重い病気にかかった場合、最先端の医療知識と技術で患者さんを救ってくれる存在だという印象をお持ちの方も多いのではと思います。

でも、実は大学病院は、そのような場所ではありません。むしろ、**高齢者になるほどに大学病院へ行くのは危険**だと、私自身は強く思っています。

その理由の一つは、**大学病院だからといって臨床の腕が確かだとは言い難い**からです。

まず、大学病院には「教育」「臨床」「研究」という三つの役割があります。

一般の病院は、治療に特化したサービスを提供していますが、大学病院は「教育」や「研究」といった役割があるため、どうしても普通の病院よりは「臨床」のサービスのプライオリティは下がってしまいます。

多くの方はなんとなくの印象で「大学病院だから安心」だと思いがちですが、決してそんなことはありません。特に**日本の大学病院は世界的に見ても、二流、三流の医療しか提供していない**と私自身は感じます。

意外と知られていませんが、アメリカをはじめとする外国では、大学病院は一般の病院よりも治療費が安いのです。その理由は大学病院では医者の研修や病気の研究のために、患者さんの体を利用する一面があるからです。大学病院で診療してもらう患者さんは、治療費は安いけれども、一方で自分が新薬の実験台、若い医師の練習台になるというリスクを背負う必要があります。

なお、この「実験台」という要素は日本でも同様ですが、日本ではなぜか大学病院でも一般の病院でも治療費は同じです。その上、教授が威張っていたり、逆にお礼が暗黙の了解になっていて、余計に高くなることがままあります。

「まさか病院が患者を実験台にするわけがない」と思われるかもしれませんが、２００７年４月から２０１４年３月にかけて、群馬大学医学部附属病院では同じ執刀医によって、肝臓などの腹腔鏡《ふくくうきょう》手術や通常の開腹手術などを受けた患者さんが次々と死亡し、30人の死者を出す事件がありました。執刀医の資質のなさや倫理観の欠如もさることながら、数年という長きにわたってこの医者に執刀させ続けていた群馬大学側のずさんな体制や姿勢も大きく問われるところとなりました。

　前代未聞のとんでもない事件だと思われるでしょうが、こうした事件は、氷山の一角に過ぎないと私は思っています。一般の病院よりも研究を重視する大学病院では、患者は蔑《ないがし》ろにされやすいので、大なり小なり、往々にして起こりうる事件でしょう。

「大学病院の教授の言うことだから間違いがない」「大学病院で手術するのだから安全だ」という思い込みは捨てていただくことが、あなたや家族の命を守る方法だと心得てください。

東大医学部の医者が優秀なわけではない

「日本で一番すごい病院はどこか」と質問すると、多くの方は「東京大学の附属病院だろう」と答えます。そして、「日本で一番すごい名医はどこにいるか」と質問すると、「東京大学医学部の教授が一番の名医に違いない」と答えます。

これは大きな間違いです。

たしかに東京大学の医学部は、日本で一番入るのが難しい医学部といって差し支えないでしょう。また、多くの人が「東京大学」という看板をありがたがるので、東大医学部の教授は非常に強い権力を持ち、さまざまな学会の理事長になることも多いのです。

ただ、東京大学にいる教授で、臨床、すなわち直接多数の患者さんと接して、その治療に優れている人は少ない。彼らが得意なのは、研究をして、論文を書くこと。**よく患者さんを診ているような優秀な医者が、必ずしも東京大学の教授になっているわけではないのです。**

医者の臨床の腕を上げるには、良い師匠から学び、場数を踏むことが必要ですが、東京大学医学部はその点で「理想的な教育の場」とはいえません。

研究や論文を書くことは得意でも、**臨床については得意とはいえない人たちが、偉い立場に立ち、医者をやっているのが大学病院**なのです。特に、東京大学では、その傾向が非常に強いようです。

これを示す有名な例が、２０１２年に行われた天皇陛下（現在の上皇様）の狭心症の冠動脈《かんどうみゃく》バイパス手術でしょう。この手術自体は東京大学医学部附属病院で行われましたが、実は執刀医である天野《あまの》篤《あつし》医師は、日本大学医学部を卒業した、順天堂大学の医学部教授です。もし東京大学の医者が最も腕の立つ医師ならば、わざわざ天野医師に頼む必要はありません。これを見ても、東京大学の教授が日本で一番腕が立つわけではないことが、よくわかるのではないでしょうか。

研究においても、実は東京大学医学部は、さほど「すごい」とはいえません。実際、**ノーベル賞受賞者を見ても、東京大学医学部出身者は一人もいません。**受験の最難関といわれる学校にもかかわらず、なぜなのか。

その理由は、**医学部の強いヒエラルキー構造**のせいだと私は思います。医学部は厳格なピラミッド構造になっているので、常に上の人間の顔色を窺《うかが》わねばならず、非常に閉鎖的です。こうした組織の中で、新しい意見を言っても無視されるだけです。むしろ、「こいつは自分よりも目立つな」と思われると、すぐに自分の上にいる教授から潰されます。そんな状況で、世界を驚かせるような革新的な研究など、生まれるはずがないのです。

「医局」という大学病院のがん

医学部の中には、教授を頂点にした**「医局」**というピラミッド組織が存在します。医局は、工学部や理学部などの研究室とは大きく性質が異なっており、教授に逆らうと生きてはいけません。山崎豊子《やまさきとよこ》さんの小説『白い巨塔』をご存じの方も多いと思いますが、あの作品のように**大学病院では教授がとてつもなく強い権力を持っており、彼らの発言が絶対視**されます。

露骨なのが、研究成果について。医学部以外の学部では、若手の研究者が成果を出した場合、指導教官にも評価が集まるので、教授が若手の研究を邪魔することなく、むしろ良い研究が出るようにと後押しします。しかし、医学部の場合は、**若手の研究は成果の多くを教授に持っていかれ、結果的に、研究で得た名声や研究費などはほとんど教授が自由に使えるもの**になります。

彼らの意に沿わない発言をする人間も、淘汰《とうた》されます。

たとえば、過去に私は高齢者の精神療法の方法論を提起した論文（The Applicability of Self Psychology to Psychotherapy with the Elderly: With Emphasis on Twinship Selfobject Needs and Empathy as a Mode of Observation. Progress in Self psychology vol 19. pp331-343, 2003）を執筆したことがあります。これは、アメリカの自己心理学の国際年鑑にその年優秀だった論文の一つとして掲載されました。しかし、東北大学に博士論文として提出した際には、審査であっさりと落とされました。東北大学の博士論文は３００人のうち１人（つまり3年に１人）しか落ちないといわれているので、おそらく私の論文は、教授の意図によほど反した内容だったのでしょう。

実際、主査だった精神科の教授の佐藤《さとう》光源《みつもと》氏は15年間の教授在任中、ひとつも精神療法の論文を書く人に博士号を与えませんでした。東北地方の精神科の教授選にも影響力のある人だったので、東北地方の精神科の教授で精神療法が専門の人は一人もいなくなりました。東日本大震災の被災者のケアができる精神科医がほとんどいないという状況をつくったと言ってもいいでしょう。

絶対的な力を持つ教授たちの中でも、一番偉いのは**学部長**や**主任教授**です。余談ですが、医学部の中には科によってもヒエラルキーがあり、**外科**や**内科**のほうがほかの科よりも偉いとみなされる傾向があります。内科の中では、**循環器内科**が一番偉いと思われています。世の中に流布する健康法の多くは、アメリカのように循環器の病気で死ぬ人が多くないのに循環器系にまつわるものが多いのはそのせいなのです。

優秀な人の足を引っ張る医学部の闇

ただ、昔から日本の医学部がひどい状態だったのかというと、決してそんなことはありません。

昔の時代の医学部の教授陣といえば、誇り高く、教養もある人が多数選ばれていたと思います。たとえば、ベストセラー『バカの壁』などの著書を持ち、作家としても有名な養老《ようろう》孟司《たけし》先生も、かつては東京大学医学部の解剖学の教授でした。

昔の医学部の教授たちは自分たちに自信がありましたから、異分子はむしろ歓迎する風潮がありました。しかし、**医者としての自信がなく、上下関係ばかり気にする人々が一度多数派になってしまったら、教授会の多数決で教授を決めるので、その後はその集団が主流になってしまう**。そして、彼らは自分たちの利権を守るため、なるべく異分子を排除し続けようとします。

さらにいうならば、アカデミズムにおけるこの風潮は、決して医学部だけではないようです。

エジプト研究者として有名だった吉村作治《よしむらさくじ》先生は、長年にわたって若いうちから数多くの大発見を発表してきた人物ですが、早稲田大学の教授になったのは定年間際です。吉村先生は誰がどう見たって、日本ナンバーワンのエジプト研究者だったのにもかかわらず、早稲田大学の中ではずっと教授になれませんでした。

吉村先生がなかなか教授になれなかったのは、おそらく周囲の教授たちの嫉妬《しっと》が原因だったのでしょう。教授会が教授を選ぶ際、自分を追い抜きそうな人材や自分より目立ちそうな人材を教授に選びません。吉村先生のようにメディアでも引っ張りだこの有名人は、目の上のたんこぶだったのだと思います。

反発しそうな人材を上に引き上げないという現状を見る限り、やはり日本という国の医療は絶対に進歩しないと感じます。

患者の健康を無視した隠蔽《いんぺい》体質

日本の医療業界の大きな問題点。それは、**「新しい研究」**や**「自分に都合の悪い研**

究」を認めないところです。

そんな医療業界の悪いところが出ている、有名な事例をご紹介します。

みなさんは、「Ｈ２ブロッカー」という薬をご存じでしょうか？　この薬は、胃潰瘍の特効薬と言っていいくらい有効な薬として知られて久しい存在です。

しかし、実はこの薬が開発された際、消化器外科の教授たちからは強い反発が起こりました。なぜなら、この薬が登場するまでは、胃潰瘍は外科手術によって治る病気だったからです。

胃潰瘍の特効薬ができれば、手術が必要なくなります。手術は患者さんの体力も奪うので、薬で治るならそれに越したことはありませんが、外科の医者側からすれば、それまで研鑽《けんさん》してきた自分たちの技術が無駄になってしまうので、おおいに反対したわけです。

日本の医学部をはじめとする医者たちの問題は、**「自分にとって不利益になることは、医学全体や患者のためになることでも隠蔽《いんぺい》しよう」**とする体質がある点です。この利権体質は、日本の医師たちの抱える最大の病の一つでしょう。

ほかにも同じような例は数多くありますが、その中で有名な例は、2022年にお亡くなりになった医師・近藤誠《こんどうまこと》先生の事例でしょう。

近藤先生は慶應義塾大学医学部を首席で卒業した後、同大学の放射線科に入局して、30代で専任講師になるなど、絵に描いたようなエリートコースを歩んでこられました。アメリカへの留学も果たし、先進的な研究に造詣《ぞうけい》が深い方でもありました。

そんな近藤先生が、慶應大学医学部内で出世コースを閉ざされたのは、1988年、『文藝春秋』に**「乳がんは切らずに治る」**という論文を発表したためです。

当時の日本医学では、がんは大きく切除するのが一般的という考え方がありました。乳がんの場合も同様で、転移の有無など関係なく、リンパ節などを含めて乳房を丸ごと切除するのが常識でした。しかし、乳房全体を切除し、大胸筋まで取り去るこの手術は、患者さんの美容面や精神面だけでなく、肩が上がりづらくなったり痛みが残ったりと、何かと後遺症が大きかったのです。

近藤先生はたまたま有名な医学雑誌に出ていた論文で「リンパ節への転移などがなければ、がんだけ取って、放射線をあてても、全部患部を切除する方法とは予後の様子も変わらないので、患者さんの負担も少ない」というデータを知りました。それを『文藝春秋』に発表したのです。しかしながら、日本で乳房温存療法が、早期乳がんの標準治療になったのは15年も後の話でした。

この論文は、乳がんを患う女性患者さんにとって、大きな朗報となるはずでしたが、猛反発したのが外科の医者たちです。彼らからすれば、乳房や大胸筋を取らないと転移するぞと脅してきた面子がつぶれます。そこで、「あの近藤誠はとんでもない医者だ」と批判しました。そして、その後も無駄に乳房を取られる患者さんが続出したのです。

近藤誠先生は医学部教授の醜悪なエゴでつまはじきに

冷静に考えてみれば、常に医学は進歩しているので、新しい治療法が出てくるのは当然のことです。教授たちも、就任時点では日本の最先端の知識や技術を持った一流の医師だったかもしれません。しかし、すさまじいスピードで医学が進む中、その知識や技術はいつしか古くなるものです。

たとえば、昔は植物性の油であるマーガリンは、体に良いものだと称されていました。しかし、現在では、マーガリンに含まれているトランス脂肪酸の弊害が指摘され、アメリカでは使用禁止になっています。

このように**医学の常識は常に変化するのが当たり前**です。

本来であれば、その変化を受け入れ、新たな知識にアップデートすることが医者には求められます。ところが、教授などの高い地位に就いた人ほどプライドがとてつもなく高いので、その変化を認めませんし、他人に教えを乞うこともできません。

さらに、大学病院において外科の教授陣は放射線科の教授たちより数が多いですし、強い権力を持っています。仮に外科の教授たちの不興を買えば、教授選が行われた際、「あいつを出世させてなるものか」という圧力が働き、出世の道は閉ざされます。それがわかっているので、近藤先生の説が正しいと思う教授陣がいても、外科の教授たちを怒らせるのが怖くてだんまりを決め込むしかありません。

さらに悪いことに、医学部の教授は一度就任したら65歳で定年退職するまで、よほどの不祥事がない限りは、ずっと教授のままです。ここまで保守的に身分が保証されている世界はなかなかないのではないでしょうか。

　これは医学部教授が利権を握り続けるのと同時に、一度教授たちに嫌われてしまった医者は、彼らが引退するまで孤立無援の状態に甘んじるしかないことを意味します。近藤先生もまさにこれと同じ道を辿りました。

　これだけ先進性と見識を持った近藤先生なのですから、別の大学病院に行くという選択肢もあったのではと思われるかもしれませんが、全国どこでも外科医の発言力が強い点は変わりません。近藤先生の発言は、権力のある外科医の教授たちからすれば「自分たちのやり方を批判した」と取られる内容なので、全国のどこにも近藤先生を放射線科教授として招き入れようという大学病院はありませんでした。

　これによって、近藤先生は将来を閉ざされてしまいましたが、近藤先生を排斥した外科教授のほとんどが定年退官した2003年からは近藤先生が提案した乳房温存手術が主流になり、今では早期乳がんの標準的な治療法として用いられています。

利権第一の医者が患者を殺す

このように日本では「新しい説」を唱えると、それが既存の利権を持つ教授陣を脅かすとみなされ、排除されます。この仕組みが、日本の医学を大幅に遅らせ、時には**救えたはずの患者さんたちの命が奪われる要因**となっています。

民間企業の経営者であれば、新しい理論が有効なら、既存のサービスを捨てて、そちらを試したほうがいいという発想にすぐ切り替わるものです。「こちらの新しく出たサービスのほうがコストカットできるし、ツールとしても使い勝手が良い。だから、こちらに切り替えよう」と。

しかし、医学部の教授たちは患者の命を救うために新しい手法を試してみようとは考えません。

仮に、今後欧米などでがんの特効薬が開発されたとしても、日本のがんの外科医たちは「あの薬は副作用が強すぎて危険だ」「効果がない」などと主張して強く反対するのではないでしょうか。その結果、せっかくがんの特効薬が生まれたとしても、日本での認可が大幅に遅れる可能性が高いと私は思っています。

勉強不足の医者のせいで乳房を失った患者たち

近藤先生の事件について、もう一つ私が思ったのは、**医学部の教授たちがいかに不勉強かということです。**近藤先生が用いた論文は、英語で発表された世界的にも非常に有名な雑誌に出ていたものでした。国際的にはスタンダードであったとも言えるその治療法を日本の医学部の教授たちが知らなかったのは、単に怠慢《たいまん》だからです。

近藤先生に多くの外科医が嚙みつきましたが、その英語の論文を読んだのは外科の医者全体のうち1％くらいだったのではないでしょうか。**不勉強な99％の日本の医者たちのせいで、最先端の治療法が闇に葬り去られてしまったのです。**

ごくまれな存在である1％の論文を読んでいた医者たちが、乳房温存療法をやろうとすると、「お前は近藤の味方か。じゃあもう大学病院に帰って来なくていい！　お前はオレに歯向かうということとみなす！」と医学部教授たちに脅されます。

その結果、乳房温存療法は、海外の論文を読んでいるごく一部の良心的な医者が、自分の身内に対してだけ施術するような治療になり、医者に知り合いがいない一般の患者さんは2003年にこの方法が主流の治療になるまでは、無駄に乳房を取られ続けました。これは集団訴訟にならないほうがおかしい話です。

ただ、医者というものは、集団訴訟になっても無理のないことを平気で主張し続けます。これに関しては、乳房を取られた人の被害者の会があっても良いはずです。乳がん治療だけではなく、旧来型の医療で調子が悪くなった人たちも被害者の会をつくって、患者に害を与える医療制度を糾弾するべきだと私は思っています。

頑なに他人の意見を聞かない医者の傲慢《ごうまん》さ

医学部教授に限らず、医者は常に、患者や看護師を含めたスタッフから、「先生！先生！」と呼ばれては、意見を仰がれ持ち上げられます。日頃からそんな環境に慣れきっているので、自分の意見とは違う説や実験データが出てきても、素直に受け入れようとはしません。

そんな医者の傲慢《ごうまん》さがよくわかるのが、「m3.com」（以下、「エムスリー」と表記）という医療関係者専用サイトです。

このサイトの中には医者しか見ることのできない掲示板があり、そこに書き込まれた内容を見てみると、**医者がいかに他人の意見を聞かない生き物**かがよくわかります。事実、私のように「医者の常識」と外れたことを発言する医者は、特に批判の的にされがちです。

しかし、私の場合は血圧を正常まで下げると気分が悪くなるので、降圧剤を控えめに使い、血圧は１７０㎜Hgくらいでコントロールし、糖尿病については、インスリンは使わず、散歩とスクワットで血糖値を３００㎎/dℓまで下げて、それより高い日だけ薬を使うようにしています。

これを何かのインタビューで答えたところ、エムスリーで（彼らは匿名で書きます）「こんな輩が医療記事を書いてるなんて詐欺まがいです」「以前から彼の図書で、血糖値は高くても良い、コレステロール値は高いほうが良いとのたまってたので、どこを根拠にこんな意見を述べてるのか不思議でした」と書き込まれました。

ただ、私から言わせてもらえば、彼らのほうが不勉強です。

まず、糖尿病については、「アコード試験」という糖尿病のアメリカにおける有名な大規模調査があります。少し専門的な話になりますが、この調査では血液中のヘモグロビンＡ１ｃを６％未満に下げた強化治療群と７～７・９％にした標準療法群を比較しました。実験結果を見てみると、薬やインスリンを使って正常値を６％未満まで下げた群のほうが死亡率は高かったのです。つまり、血糖値を意図的に下げすぎると死亡率が上がってしまうということ。

この結果から、「死亡率が高いことをわかっている治療を続けるこの試験は倫理的にまずいのではないか」とされ、元々は五年間追跡するはずだった実験は、三年半で中止になりました。

こういった大規模調査があるのですから、私のように血糖値の数値が高い人間が、薬を使って無理やり正常値にまで下げることは、むしろリスクのほうが大きいとわかります。また、コレステロールについては、さまざまな医学調査で高めのほうが長生きであることが明らかになっています。

　インターネットもある時代なので、これらの情報はいくらでも入手することができるのに、エムスリーに書き込むような医者たちは、不勉強なのでこうした事実を知らないようです。

　そして、私が認知症だとか、受験勉強の本を書いているだけであやしいとか、著書が２００冊だから臨床がヒマ（実際は８００冊以上ですが）などという、私の言うことを統計数字ではなく、属人的なかたち（ほかのことで問題のある人の言うことはすべて間違っているという、社会心理学では馬鹿がするとされる考え方です）での批判が、医者の間での掲示板なのに繰り返されます。

　もちろん私が血糖値を高めでコントロールするというのは、アコード試験で推奨されている値より高いですし、高血圧についても１５０くらいまでは死亡率が同じという追跡調査はありますが、それより高い値です。

　ただ、日本では、どのくらいの値が一番長生きするかという大規模調査がないので、自分の体で実験しているだけです。

日本でのエビデンスがないのに、旧態依然の医学を押し付けることが絶対に正しいと、他人を糾弾するのは、科学者の姿勢ではありません。

きちんと比較調査などをやって「お前は間違っている」というのが科学者の態度で、旧来の理論と違っていることは間違っている根拠にはなりません。

「(私の著書の)被害者の会があっていい」と言う方もいますが、今のところ、医者側の攻撃はありますが、私の本を読んだ患者さんからは「元気になった」という声はあっても、おかげで早死にしたなどという批判の手紙やメールは受け取っていません(もちろん、ある一定の確率で私の提言が合わない人がいるのは確かなので、ゼロとは思いませんが)。

少なくとも、多種、多量の薬を飲まされる害ならよくて、それを減らして主観的に元気になるが、それによって何らかの害が生じてしまった場合はよくないというのが医者の考え方のようです。

旧態依然とした考え方で薬を押し付けてこない医者に出会うのは、いかに難しいかわかるのではないでしょうか?

日本も訴訟社会になるしかない

日本の医者がここまでレベルが低い理由の一つは、**医師免許が更新制ではないから**でしょう。免許が更新制になったならば、どのような怠惰な医者であっても、一生懸命情報をキャッチアップしようとするかもしれません。

ただ、免許更新制の弊害もあります。更新時の問題作成は、おそらく医学界のトップの地位にいる教授などが担当します。そうなれば、「自分にとって都合の良い医療の常識」ばかりを重視する問題をつくるでしょうから、結果的には「正しく患者のための医療」ではなく、「現在権力を持っている医者にとって都合の良い医療」を推し進めるような設問ばかりが採用されるはず。

具体的にいえば、先ほど例に挙げた近藤誠先生が提唱した乳房温存療法が、発表時は大きく批判を浴びたものの、当時の外科医業界の重鎮が引退した15年後、標準治療として採用されているように、本当は正しい治療法を正しいとは言えないような試験問題になることでしょう。

つまり、免許制度を取り入れても、正しい医療を正しいと言えないのであれば、意味がない。そう考えると、免許更新制を導入することは、必ずしも医者たちの勉強不足を解決する手段になるとは言えません。

やはり、日本の医師に活《かっ》を入れるための強力な解決手段は、**不勉強な医者の治療で被害を被った人がどんどん訴訟を起こすアメリカのような訴訟社会になるしかないで**しょう。勉強不足が自分の首を絞めるとわかれば、医者たちも死に物狂いで勉強するようになるでしょうから。

「日本医師会」の発言は医者全員の本意ではない

日本の医療業界の体質を批判する上で、医学部教授と同様に日本の医療業界に大きな影響力を持つ「**日本医師会**」についても触れておきましょう。

コロナ禍の時には連日のようにテレビに登場しては、医療ひっ迫を訴えた医師会ですが、彼らを日本の医者の代表者だと思っている方も少なくありません。が、事実は大きく異なります。

医師会は、開業医や勤務医が任意で参加する組織であって、決してすべての医者の代表者ではありません。日本看護協会が77万人の会員がいるのに対して、医師会は17万人程度と組織自体の規模は大したものではありません。

かつては、この医師会も政治と強い結びつきを持ち、強大な権力を持っていました。日本医師会の政治団体・日本医師連盟（日医連）の巨額な献金なども取りざたされるのと同時に、大きかったのが組織票の存在でしょう。

昔の医者は、病気を治してくれるありがたい存在として、その土地の名士として大きな力を持っていました。ですから、選挙の際には、自分と強い癒着関係がある政治家たちを応援するため、自分の周囲にいる人々に「今度は、○○党の□□さんに一票入れてください」と医者が言うことで、その地域の票田を確保することができました。結果、医師会は、政界とのつながりも強く、影響力を行使することができたのです。

現在ではもう医者の存在がそこまでありがたいものではないので、医師会の政治における影響力も減ってきています。ただ、やはり「医者の団体」ということでありがたがる人々も少なからずいます。**メディアなどで彼らが発言していても、あくまでそれは一部の利権団体の発言であり、「医者全員の本意」ではないのだと**、ぜひ知っておいていただきたいと思います。

勤務医を蔑ろにする日本医師会

日本医師会は、さまざまな医療の問題を引き起こす元凶でもあります。

医師会には開業医と勤務医が半々ほど属していますが、その主張の多くは**開業医の利益を守るものばかり**です。反対に、勤務医が所属する民間病院に対しては、実は冷たい対応を取ることが非常に多いのです。

診療報酬を例に挙げてみましょう。

医師会は開業医のために盛んに活動を続けているため、診療報酬にしても、外来診療のほうが割は良く、病院診療は割が悪くて儲かりません。そうすると、日々患者の外来ばかりを診療する開業医の収入は増えますが、常に入院患者を診療している病院ほど収入が減ってしまうのです。

また、日本では入院収入が多い病院はあまり利益が出ない仕組みになっているので、病床を持たない開業医のほうが儲かりやすく、病床が多い病院の勤務医の収入はさほど多くなりません。その結果、**開業医の収入は、勤務医のおよそ2〜3倍**ほど。両者にはこれほどの収入格差が生まれてしまっています。

さらに、民間病院は病床数に応じて、決められた数の医師や看護師を確保する必要があるので、人件費も上がります。定員数となる医師や看護師を確保できないのであれば、病床数を減らすしかありません。医師が確保できなかった病院は廃業を余儀なくされます。

コロナ禍では、「日本には患者を受け入れる病床が足りない」という声が盛んに叫ばれました。本来、世界でも人口あたりの病床数が多い日本で病床が足りなくなるのは私個人としては不思議でならないのですが、これには、多くの民間病院が新型コロナウイルス感染症に罹患《りかん》する患者に向けた病床確保を受け入れたがらなかったという背景があります。

コロナ外来の病院をつくればボロ儲けできるほど、コロナ病床の補助金は巨額だったのですが、それでもコロナ対応の病院の増え方が低いのは、医師が不勉強でコロナを過度に怖がった可能性が高いと思ってしまいます。

あるいは、厚労省が日頃から開業医ばかりを重視するので、勤務医で構成される民間病院を規制でがんじがらめにすることに対して、反意を示したかったという意味合いもあったのではないでしょうか。

さらに、先に挙げたように、開業医と勤務医の間には大きな収入格差があります。流行時は、新型コロナへの差別意識も根強かったため、「病気になるくらいなら独立しよう」と開業医に転向する医師が増え、ますます人員不足になるという事情もあったのかもしれません。

いずれにせよ、深刻な病気を治療する上で欠かせない民間病院の医師の存在を無視する医師会は、日本の医療全体の利益を損なう存在といっても差し支えはないでしょう。

民間病院に対する医学部教授の乱行《らんぎょう》

民間病院が疲弊する背景には、厚生労働省が医師会の意向ばかりを尊重して開業医を優遇し、民間病院を冷遇し、常に深刻な人手不足状態に陥らせているという事実があります。

ただ、そうはいっても医者が一定数いないと成り立たない民間病院は、なんとかして医者を確保する必要があります。そこで彼らが頼りにするのが、またもや**大学医学部の教授**たちです。

現在では規制が厳しくなったため、現金ではなく高額な接待などが行われることが多いようですが、昔は民間病院が医学部教授に頼み事をする際は、１００万円単位の賄賂《わいろ》を贈ることが当たり前でした。２０１９年にも旭川医科大学の教授が賄賂をもらったことが発覚し、懲戒処分になっているように、現在ではかなり規制は厳しくなっています。

ただ、賄賂がなくなった一方で、民間病院に対する医学部教授の影響力はますます強まっており、彼らに横暴な態度をとる教授も少なくないようです。

私自身、知人経由で、九州の某大学医学部教授が、民間病院側から接待を受けた際に「一番美人の事務員を連れて来い」と命令し、女性事務員にワインを無理やり一気飲みさせ、急性アルコール中毒にさせたという話を聞いたこともあります。普通に考えたら**信じられないパワハラ、セクハラですが、こうした医学部教授による乱行は日々行われている**ようです。

しかし、こうした医学部教授の圧力によって、民間病院という臨床の要が疲弊しては、日本の医療はますます崩壊の一途を辿るのみです。

本来ならば、医師会が医師数を増やして、人材不足を解消するように提言すべきなのですが、自分たちの既得権益を守るためか、医者の数を増やそうという動きはありません。利用者や民間病院については考えず、開業医の既得権益だけを守ろうとする医師会が存在する限り、日本の医療には明るい未来は訪れないのではないでしょうか。

2023年9月の内閣改造で武《たけ》見《み》敬三《けいぞう》という医師会べったりの人間が、厚生労働大臣に選ばれたように、自民党もまさに医師会を怖がっているのか、あるいは開業医のほうが裏金をつくりやすいでしょうから、多額のカネが動いていると思われます。

第3章 薬という病

過剰な薬は毒と同じ

第1章でもご説明したとおり、日本の医者は「専門医」ばかりで「総合診療医」がほどんどいないため、大量の薬を飲んでいる高齢の方は少なくないでしょう。

しかし、高齢になると薬の過剰摂取は、より一層慎重になるべきだと思います。

それは、**若い頃に比べ、薬の効果が薄れていくのに時間がかかる**からです。薬を飲むとだいたい15～30分後に、血液中の薬の濃度が最も高くなります。その後、薬の成分を肝臓の分解や腎臓の排泄を経て、八時間から半日ほど経過すると血中濃度は半分くらいになります。これを「半減期」と呼びます。

多くの方は薬をもらったら、一日に2、3回飲むように指示されると思いますが、これは血中濃度が半分くらいになった半減期に次の薬を飲むことで、血中濃度を一定に保つ狙いがあるからです。

若い人ならばこのサイクルで薬を飲むのは問題ないのですが、高齢になってくると、そうはいきません。

年齢が上がるにつれて、体力の衰えと同様に腎臓の消化器の働きも衰えて、薬が体外へ排泄される時間も当然延びていきます。年をとってくると肝臓の機能が落ちるので薬を分解する時間が長くかかります。

若い頃は半減期が6時間だった薬でも、高齢になると半減期に至るまで12時間以上かかるなんてことはざらにあります。その場合は、**若い人と同じように薬を飲んでいては、体に薬が蓄積することになるので、量や飲むサイクルを調整する必要**があります。

適量ならば体に良い効果をもたらす薬も、上手に分解されなかったり体外に排泄できず過剰に残ってしまえば、毒と同じになるでしょう。人によっては意識障害や内臓の機能障害、寝たきりや認知症などの病気を引き起こす可能性もあります。

身長・体重・年齢を考えずに薬を処方する医者たち

高齢者を専門とする医師にとって、こうした薬の調整は常識です。しかし、日本の大半の医療関係者は、「成人」とみなした患者さんならば、１８０センチ90キロの20代男性と、１４０センチで40キロの90代女性に同じ量の薬を処方するのが一般的なのです。これでは、高齢者が薬漬けになって、体調を崩すのも当然のことでしょう。

当たり前のことですが、高齢になるほど体にはガタがきます。ある程度の不調とは付き合っていくのが当たり前なのに、日本では体の悪いところすべてに薬を出して治そうとします。当然、お金がかかりますし、常時五種類以上の薬を飲んでいれば副作用が急激に増えるので体に悪い。薬によって特定の不具合は解消されるかもしれませんが、そこで得られるメリットよりもデメリットのほうが多くなる可能性が高いのです。

みなさんもご存じの通り、子供が飲む薬の量は大人と違います。体格や体の機能が異なる大人と同じ量の薬を飲むと、副作用が大きくなってしまうからです。これは、高齢者も同様に考えるべきなのです。

本来ならば、日本人の高齢者を対象に大規模調査をして、それぞれの年代や体格の人に本当に必要な薬の量を調べ、適正量の薬を処方するように指導するべきなのに、こうした動きをする医療関係者はほとんど見当たりません。

また、**すべての薬は、基本的には延命治療の一環**です。なぜなら、死ぬ確率をゼロにする薬は、世界中どこにもないからです。しかも、治療をしても、本当に延命できるかどうかの日本でのエビデンスはありません。医療とは万能ではなく、あくまで不確かなものに頼っているに過ぎないのです。

「この薬を飲めば脳卒中になりませんよ」「この薬を飲まないと、確実に心筋梗塞になります」というのは、医者がつく典型的な嘘です。

今一度、**「薬を飲む害」**について考えていただきたいものです。

手厚すぎる高齢者医療のせいで起きる自動車事故

日本は高齢者に対する医療が非常に手厚い。ただ、多くの医者が勉強をせず、高齢者の症状や治療法について知らないため、私から見ると間違った方向の予防投薬をし続け、高齢者の健康を大きく害しているのが現状です。

血圧や血糖値を薬剤で管理しているせいで、さまざまな弊害が高齢者に生まれているのをご存じでしょうか。

血圧や血糖値やナトリウム値を下げすぎると意識障害が起きます。そのほかさまざまな薬の副作用で意識障害が起きるのです。これは体が起きているのに頭が寝ぼけているような状態です。

昨今、高齢者ドライバーの暴走事故が取りざたされていますが、こうした事故が話題になっているのは、世界中で日本だけです。欧米では高齢者の暴走事故は、ほとんど話題になりません。

大半の高齢者の暴走事故は、普段真面目に安全運転している人が、その日に限ってものすごいスピードを出し、信号無視を2つくらいして人を殺してしまうようなものが報じられています。多くの医者を含めた識者といわれる人たちは「高齢による運転能力の低下だ」と結論付けていますが、高齢者専門の医者からすれば、明らかに意識障害によって引き起こされたのだろうと推測できます。高齢者の臨床に携わり、日頃から高齢者の意識障害を見たことがある人ならば、すぐに想像できることです。

実際、入院患者の10～30％にこの手の意識障害が起こり、高齢者はもっと多いとされています。もちろん家にいる時にも起こりますから、車の運転中に起きたとしても不思議はありません。

しかし、高齢者医療の現場を知らない上にマスコミとテレビに出してもらいたい多くの医者は、それを年齢のせいと片付け、せん妄を疑いません。しっかりと原因を解明しないままに、ひたすら**「高齢者の暴走事故が起こるから、シニア世代になったら免許を取り上げろ」**とだけ叫び続ける。

これも由々しき事態です。

副作用で患者が死んでも医者は罪に問われない

先に挙げた例を見てもわかるように、多くの日本の医者は薬の副作用についてあまり真剣に考えていません。

その大きな理由として考えられるのは、**薬の副作用によって患者さんが亡くなるこ**

とがあっても、医者が罪に問われないという法体制にあるでしょう。もしも患者さんに副作用が出て何かあっても、製薬会社が罪に問われるだけ。実際に薬を投与した医者たちは「副作用について知らなかったのだからしかたない」「ガイドラインに従って処方しただけ」と言い逃れることができます。

自分が処方した薬で患者さんに何かあっても、自分は痛くもかゆくもない。ですから、日本の医者たちのほとんどは、薬の副作用に関する知識を蓄えようとしないのです。

これは決して世界のスタンダードではありません。

アメリカの医者は、副作用を非常に気にします。仮に副作用が出て、患者さんの体に危険が及んだ場合、製薬会社のみならず、処方した医者も「副作用に対する認識が甘かった」として訴えられるからです。

ですから、アメリカの医者たちは、製薬会社の営業担当者であるMRから新しい薬の宣伝を受けた際に、真っ先に副作用についてあれこれ質問します。

実際に私もアメリカに留学中、何度もそのシーンを見る機会がありました。日本の医者がＭＲと交わす会話といえば、ゴルフや会食の約束がメインで、薬について質問するとしても、その薬の良いところばかり……というのが通常だったため、アメリカの医者たちの副作用に対する意識の高さに驚愕したのを覚えています。

アメリカの医者は訴えられるのが怖いので、少なくとも副作用を勉強します。

さらに、何種類も薬を出すと何かしらの副作用が出ることはわかっていますから、できるだけ処方する薬の数を少なくしようとします。エビデンスのない薬を何種類も処方するなんてことは、間違ってもしません。

薬害で医者は訴えられない

日本の有名な薬害訴訟でも、医者が責任を問われる事態は見られません。

１９６０年代には、神経障害が一生残る病気・スモンを発症してしまうキノホルムという整腸剤を処方した医者や、サリドマイドという肢体の不自由な子供が産まれてしまう副作用がある鎮静薬を出した医者も、訴えられることはありませんでした。そのほか1970年代にも、抗マラリア剤のクロロキンを用いたことで、多くの患者さんが網膜症を患う事件がありましたが、処方した内科医は訴えられていません。

つまり、**日本で起こったほとんどの薬害で、製薬会社は訴えられても、薬を出した内科医は訴えられていません。**

過剰な薬剤費が社会保険料増大の原因

薬を減らすことは、社会にも良い効果をもたらします。

昨今、**社会保険料の負担額**が大きな話題になっています。当然のことですが、高齢者が増えれば、それだけ医療費も増大します。それゆえ、「老い先短い高齢者にばかりお金を使っているのは無駄ではないのか」「高齢者のための医療費負担によって、若者世代の税負担が増えている」などという批判の声が上がり、高齢者医療に対して見直すべきではないかという風潮もあります。

高齢者の医療費が増えてしまう大きな要因は、**過剰な薬剤費**です。日本の医療費の約4割が薬剤費だといわれていますが、高齢者はもっと高い割合なのではないでしょうか。そして、世界的にも薬剤費の割合が非常に高いのです。

近年は医療業界の人手不足によって、看護師の数も減っているため、人を増やす代わりに薬を増やしているという実情もあります。

専門分化型の医療をやめて総合診療に切り替えれば、いま15種類ほど飲んでいる薬を3、4種類に抑えられます。そうすれば、薬代は減るし、体への負担が減って健康になるので、より多くの方が医者いらずで長生きできることでしょう。

厚生労働省の怠慢が私たちの給料を減らす

これだけ悪い状況が重なっているのに、将来の病気予防と称して現在症状のない患者さんに、医者が薬を出しすぎる状態が改善されないのは、指導官庁としての機能を果たしていない厚生労働省の責任です。

アメリカの例ばかりで恐縮ですが、同国では、医療費は原則的に保険会社が出します。保険会社側は、赤字になっては困るので、きちんとしたエビデンスのない薬を出すような医療機関に対しては、「その薬にはエビデンスがないのでその薬についてはもうお金は出さない」「複数の薬の相互作用のエビデンスがないので二剤の併用にはお金が出せない」などと指導します。このエビデンスというのは、血圧を下げるだけではダメで、その薬を飲むことで5年後の脳卒中や死亡率を下げるという統計上の根拠のことです。

ところが、日本の場合は、公的な健康保険の審査がゆるいので、事実上のノーチェック。本来なら保険機構がエビデンスのない薬には金を出さないスタンスを取るべきですが、日本にはそれがありません。結果、無駄に薬が使われ続け、国民の医療費負担が増えていくばかりです。だからこそ、国会などで審議されることもなく、厚生労働省の省令によっていつの間にか給料から引かれている社会保険料の額が増えるという不可解な事態が起こっているのです。

余分な薬剤費を払うよりは、介護費用やリハビリ費用に回したほうが、高齢者のQOLは上がるはずですし、ケアする側の負担も軽減できるはずです。

問題点は、医者たちが手あたり次第に薬を処方するので、本当に必要な薬剤費がいくらなのかがわからなくなっていることです。現在、薬剤費は医療費の約四割を占めていますが、現状を放置していたら、比率が上がる可能性が極めて高い。今後数十年間にわたって、日本社会にはびこる大きな病巣になってしまうことでしょう。

医者と製薬会社の癒着とは？

ここまで読み進めてきて、**「なぜこれだけのリスクや弊害がわかっていながら、日本の医療業界はお年寄りを薬漬けにするのか」**と疑問をお持ちになったのではないでしょうか。

一つには、第1章でご紹介したような専門分化型の医療が主流であり、総合診療ができる医者が少ないため、「体全体のバランスを見たときに、どうしたら薬を減らせるのか」がわからない医者が多いことが要因です。今後総合診療ができる医者が増えていけば、複数の病気を持つ高齢者に対して、ガイドライン通りの余計な薬を処方される機会も減るはずです。

ただ、私自身は、仮に総合診療ができる医者が増えたからといって、そう簡単には医者が薬を使う量が減るとは思っていません。その理由は至極シンプルで、**「製薬会社が儲からなくなるから」**です。

多くの方が誤解されているのですが、医者は薬を患者さんにたくさん処方しても儲かりません。院外処方という制度のもとでは、開業医がどんなにたくさん薬を出しても、もらえる金額は処方せん代だけなので、変わらないという制度になっているからです。

数年前までは医者のメリットとして、製薬会社の営業担当者、すなわちMRによる接待がありましたが、今、原則的に業界団体から禁止されています。

それなのに、なぜ医者たちは薬を大量に使うのか。実は、一般の方にはあまり知られていませんが、**薬をたくさん使うと医者は製薬会社からさまざまな厚遇**が受けられるからです。

まず、大学病院の教授の場合、彼らが特定の薬をたくさん使えば、当然製薬会社は儲かります。結果、製薬会社からのあらゆるキックバックが生まれます。

ただ、昔のように講演会の高額謝礼などは禁止されているので、今は、各医局に研究費を提供するというかたちが取られているようです。

厚生労働省や文部科学省が十分な研究費を大学の医局に出さないので、各医局は医局秘書を雇うのも、什器備品を買うのも、研究の費用を賄うのもほとんどの場合、製薬会社からの委託研究費ということになります。

これが国からの研究費と違い、雑な会計報告で済むので、いったんお金をもらうと事実上好きに使えるのです。

たとえば、飲食代も領収書を取れば研究費となってしまうのです。

製薬会社も商売なので、自分のところの薬を多く使ってくれる医局に、多めの研究費を出しがちです。

こういう事情があって、大学病院では、なるべく薬をたくさん使おうという空気が醸成されるのです。

とはいえ、大学病院の薬の使いすぎは知られているようで、保険請求をカットされることも増えているようです。なので、大学病院では研究費を出してくれる会社の薬ばかり出して、本当に必要な薬を出さないという話を聞いたこともあります。

リスクあるワクチンを打たせた医者の罪は重い

近年多いのが、**医者がメディアに出て、製薬会社の広告塔として発言**するパターンです。

大学教授が学会発表するときには、利益相反を防ぐために、「過去5年間でどれだけ、どこの製薬会社からいくら講演料や研究費などをもらったか」という利害関係を公表することが義務付けられています。

ただ、テレビ出演の際には、こうしたもらったお金の公表は一切行われていません。ですから、視聴者の方々は、「この医者は実は製薬メーカーから多額のお金をもらっている広告塔である」ということを知らずに、「きっとお医者さんが言っているのだから正しいに違いない」と思い込み、医者が発信する情報を鵜呑《うの》みにしてしまう。これは、非常に危険な状況です。

芸能人などが特定メーカーから謝礼を受けながら、それを知らない振りをして商品を宣伝する「ステルスマーケティング」と何ら変わりません。芸能人のステルスマーケティングは違法行為として大きく取りざたされるのに、なぜ医者と薬剤メーカーのステルスマーケティングはメディアでは無視されているのか、私には理解できません。

特に、私が問題だと思ったのは、**コロナ禍の医者たちのふるまい**です。

裏ではワクチンを売る製薬会社から何百万円もの講演料をもらっている医者が、メディアに出演する際には製薬会社から得ている利益をまったく公表しないままに、数々の番組に出演して「ワクチンを打たないと死ぬ」「ワクチンは安全だ」などという発言をするような姿を、何度となく目の当たりにしました。

しかし、ふたを開けてみると、2000人近くの方が新型コロナウイルスのワクチンによって亡くなった疑いがあり、さらに多くの人々が後遺症に苦しむ結果となりました。それだけの**リスクを持つワクチンを「どんな人にとっても安心安全だ」**と言って、**大勢の人に打たせた医者たちの罪は重い**と私は思います。

こうした事情を見ると、製薬会社と医者の癒着は根深い問題であることがよくわかるでしょう。

今後、メディアはその問題点を反省して、学会発表と同じく、それぞれの医者が各製薬会社からどれだけの金額を受け取っているかを、画面上のテロップなどできちんと明らかにしてから、発言させることを義務付けるべきではないでしょうか。

医学部が製薬会社に依存するシステム

研究費というキックバック以外にも、製薬会社と大学医学部には大きな癒着関係があります。

その一つが「**治験**《ちけん》」です。治験とは、新しい薬を、一般の医療現場での使用を認可する前に行うテストのこと。このテストをパスできなければ、薬は一般市場に出回ることはありません。

アメリカでは、治験は食品医薬品局（ＦＤＡ）などの公的機関が行いますが、**日本**

の治験は、製薬会社が十カ所くらいの大学の医局に依頼して、そのデータをまとめるだけで済んでしまうことが珍しくありません。そして、この治験が大学の医局にとって大切な資金源の一つになっているのです。

大学の医学部の各医局には、必ず研究室がありますが、その研究室の維持費のほとんどは製薬会社から得ています。「え、大学の研究室には、国から補助金が出ているのでは？」と思われた方もいるかもしれません。たしかに医学部に対しては、国から補助金が出ています。しかし、厚生労働省や文部科学省がケチなので、医学部には十分な研究費が回らず、いつでも資金不足です。その研究費を補塡《ほてん》しているのが、製薬会社の治験などで得られる資金なのです。

つまり、医学部の教授たちが製薬会社と喧嘩をすると、教授は秘書も雇えなくなります。

製薬会社の派手な接待はないにせよ、**医学部は製薬会社に依存しないとやっていけないシステム**になっているのです。

一部では、「大学内ベンチャー」として、さまざまな収益を確保しようとする医者もいます。余談ですが、有名国立大学の某教授は、学内ベンチャーを立ち上げて、遺伝子によるがん治療と銘打って資金を募っています。いまだ実用化はしていないものの、「国立大学教授」という肩書があるせいか、どんどん大金持ちになっていると週刊誌には報じられていました。

ただ、こういう要領が良くて起業家のセンスがある教授は、ごく一部です。治験を通じて、研究費を獲得するため、多くの医局は治験に頼らざるを得ません。製薬会社からの委託研究費や奨学寄付金などを得て、研究費の一部（というか大部分）に充てているのです。

大学医学部が学会のボスに逆らえないワケ

ただ治験を行うだけならば良いのですが、製薬会社から治験を依頼される医療機関はだいたい特定の病院で、治験の責任者となる医師も特定の医師に偏りがちです。

この**「特定の医師」**とは、**各学会などでボス的な立ち位置にいる医学部教授**であることが多く、結果的に、彼らが治験を実施する医療機関を選ぶことになります。

「治験を実施する場所を選ぶだけならば問題ないのでは？」と思うかもしれませんが、この「特定の学会のボスが治験をする大学の場所を選ぶ」ということは、特定の学会ボスが、各大学の資金源を握ることを意味します。

学会のボスに逆らって、治験が自分の大学に回ってこなくなると、資金源が途絶えてしまい、医局が維持できない事態が発生します。どの医局もそのリスクが怖いので、学会のボスには逆らえません。

治験の存在は、製薬会社からの制約に加えて学会のボスによる制約を生み、二重の意味で大学医学部を締め付ける大きなハードルになっているのです。

また、こうした学会のボスが、製薬会社の広告塔的な役割を果たすこともあります。新しい薬が誕生すると、学会のボスなどが医師向けの雑誌に登場し、その薬のメリットを発信するのが通例です。もちろんこれらは無料で行われるものではありません。当然謝礼が発生します。

このような構図がある以上、治験を行う医局側も「都合の悪いデータを出したら次から治験が回ってこなくなるのではないか」と忖度してもおかしくはないでしょう。同時に、「学会のボスを治験の責任医師にしておけば、認可が下りやすいのではないか……」と製薬会社側が誤解（という実態なのですが）する可能性も秘めています。

学会ボスと製薬会社の癒着

治験を担当した学会ボスが具体的にいくらもらっているのかは、私自身にはわかりません。ただ、各学会のボスと称される大学病院の医学部教授たちの中には、一般的な大学教授の給料ではできないような優雅な生活を送っている人が決して少数ではないので、その謝礼額は少ないものではないでしょう。

こうした一般には知られていない癒着があるからこそ、**日本では薬の副作用の危険性があまり重視されず、とにかく薬を処方するという慣習がまかりとおっている**のではないかと思わざるを得ないのです。

冷静に考えてみれば、特定の大学病院に勤める個人を治験の責任者に任命したり、治験先を製薬会社自体が選べたりする状態が続けば、こうした疑惑や癒着が生まれるのは明らかです。

本来なら、日本でも製薬会社との癒着が生まれないように、アメリカのＦＤＡのような独立機関が、認可が下りるまでの一連の手続きを行うべきでしょう。

その独立機関が医師や治験の実施先をランダムに選定すれば、癒着も生じにくくなります。アメリカの場合は、治験にかかる費用はＦＤＡ的な独立機関が支払うことになり、治験が実施されるたびに、製薬会社側が利用料として費用負担をするかたちになっています。これならば、日本でも導入可能です。

いち早く、厚生労働省や多くの医療関係者がこの事実を指摘し、誤った医療体制を見直すように呼び掛けるべきではないでしょうか。

役人の天下り先として重宝される大学医学部や製薬会社

ここまで歪《いびつ》な構造を生んでいる医療業界を是正するため、本来ならば厚労省の役人たちがメスを入れるべきです。現状の専門分化などの不合理な制度やシステムを組み替えて、より患者ファーストな制度に作り変えてほしいものですが、なぜか実行されません。それは、**日本の役人は大学医学部や製薬メーカーに過度に忖度しているから**です。

意外と知られていませんが、厚生労働省や文部科学省の役人は、論文を一本も書いていなくても、大学医学部では教授になれます。

現在、役人の公益法人への天下りは禁止されていますが、なぜか大学教授への天下りは禁止されていません。たとえば、鈴木寛《すずきかん》氏にしても、元々民主党の代議士でしたが、文部科学副大臣を経て、現在は慶應義塾大学教授と東京大学の正教授として教《きょう》鞭《べん》をとっています。ご本人は、「この二つの大学の正式な教授になるのは、史上初の快挙だ」と威張っているようですが、データベースを見る限り英文の論文は一本も書いていないようなので、研究者として立派とは言えません。ただの官僚利権と言われても仕方ないでしょう。

鈴木氏のみならず、**厚生労働省や文部科学省が大学医学部に何かしらのメスを入れ**

ると、都合が悪くなる医学部教授は山ほどいます。医学部教授が教授たちの選挙で選ばれる以上、役人側としても、専門分化が問題だとわかっていても、「そんなことをしてはいけない」ととがめて大学医学部に嫌われるよりは、自分のためにおいしい天下りを用意してくれるほうがありがたい。

こうした状況は、製薬会社にしても同様です。現在、中規模製薬会社の社長以下の役員は、かなりの比率で厚生労働省の役人だった人が務めているようなので、多くの役人たちが「製薬会社と仲良くしておけば、自分たちのおいしい天下りポストは守られる。下手に相手の機嫌を損ねるようなことをするのはやめよう」と思っているはず。だからこそ、医者と製薬会社の癒着はなかなか断ち切れることがないのでしょう。

薬をもらう際の医者との向き合い方

本章の最後に、薬をもらう際の医者との向き合い方をお伝えしたいと思います。
まず、ご自身が今飲んでいる薬のせいで、「頭がぼーっとする」「気分が悪い」「以前よりも憂鬱な気分が増えた」「体が痛い」などの副作用が出ている場合は、一度医師に相談しましょう。

その際、伝えてほしいのは**「この薬が体質に合わないようなので、調整してほしい」**という一言です。

信頼できる良い医者であれば、この言葉を受けて「では、薬の量を変えましょう」「違う薬を試してみましょうか」などと、何かしらの対応を取ってくれるはずです。

もしもこの言葉を聞いて、「でも、この薬を飲まないと長生きできないので、ちゃんと飲みましょうね？」などと言って説き伏せようとする医者であれば、その医者は総合的な診療ができない可能性が高い医者なので、付き合う必要はありません。担当医を速やかに変えてください。

また、新しい薬が処方されそうなときは、**「この薬にはどんな副作用がありますか」**という質問が有効です。

この質問をすれば、たいていの医者はきちんと副作用について説明してくれます。答えてくれない場合は、信頼できない医者である可能性が高いので、こちらも速やかに担当医を変えることをおすすめしたいと思います。

第４章　検査という病

エビデンスのない「正常値主義」を信じるな

日本の医療業界は、世界的に見ても**「検査」**や**「検診」**が過剰です。その中で、私が特に問題だと思っているのは、**「正常値主義」**です。

みなさんも健康診断を行った際、「この数値が異常値なので、少しお酒を控えてください」「この数値が普通の人よりも高いので、体重を減らしましょう」などと指導を受けたことがあるのではないでしょうか。

健康診断で重要視されている「正常値」を、みなさんはどんなものだと考えているでしょうか？　多くの方は「この数値であれば、健康を保てるのだろう」と思っていることでしょう。けれども、現実は違います。

実は、**正常値とは、平均値を中心にして正常と思われる測定を受けた人の95％を含む範囲、すなわち、「平均値±2標準偏差」の数値**に過ぎません。しかも、その平均値は年代別ですらなく、全成人世代の平均値です。20歳の若者も70歳の高齢者も、すべて同列に考えられているのです。さらにいうと、高齢者はその調査対象から外されていることが原則です。

もちろん健康診断の数値の中には、糖尿病のヘモグロビンＡ１ｃやＨＤＬ、ＬＤＬなど「この数値だと病気になりやすい」という根拠を持つデータも一部ありますが、大半のデータは「この数値の範囲内であれば健康でいられる」というエビデンスがありません。

つまり、日本で行われている健康診断の多数は、**「あなたの検査の数値は、日本人の平均範囲かどうか」**を調べるものに過ぎないのです。

そこまでならまだ良いですが、問題なのが、正常値からはずれた数値の人がいた場合、薬によって無理やり数値を正常値に戻そうとする行いです。

若い人ならば良いですが、シニア世代になれば、体のどこかしらにはガタがくるものので、検査の数値に異常が出るのは当たり前の話です。

人間には個人差があるので、一部の診断で数値が高かったとしても、現時点で体に異常を感じることなく、日々の生活に不都合がないのであれば、わざわざ副作用を覚悟して薬を飲む必要などありません。にもかかわらず、**「正常値に戻さないと危ない」**

という概念を医者が植え付けているからこそ、健康診断で悪い数値が出ると必要以上に怯えて、自ら薬を積極的に飲もうとする患者さんが後を絶たないのです。

悪玉コレステロールは下げないほうが体に良い？

健康診断の数値を正常値にすれば、自分の健康にプラスになるかというと、決してそうとも言いきれません。部分的には効果があったとしても、総合的には体に害悪をもたらすケースもあります。

近年多くの人が気にするコレステロールの正常値。コレステロールには、**善玉コレステロール**と**悪玉コレステロール**の2種類があり、悪玉コレステロールが多い人は**動脈硬化**を起こしやすいため、この数値が高い人はなんとしてでも数値を下げるべきだと長年にわたって考えられてきました。

ところが、近年、悪玉コレステロールは細胞膜や免疫細胞を元気にする働きがあることがわかってきました。動脈硬化のリスクは依然としてあるものの、悪玉コレステロールが多いほうが、免疫力が高いため、**がんやインフルエンザ**などへの耐性を上げるという仮説も登場しています。

精神科医の間では、悪玉コレステロールは脳内の幸せホルモンと呼ばれる**セロトニン**を脳に運ぶ作用があり、うつ病などを防ぐ効果があると主張する人もいます。

悪玉コレステロールを下げるために薬を飲んで、食生活を節制した結果、たしかに動脈硬化を防ぐことはできるかもしれませんが、日本人の死因一位であるがんになりやすくなっては意味がありません。トータルで見たとき、果たして動脈硬化を防止するためだけに、やっきになってコレステロールを下げる必要はあるのでしょうか。

血圧についても同様です。年齢が高くなると、どうしても血圧が高くなっていくもの。

しかし、血圧が正常値からはずれているからといって、大げさに騒ぎ、数値を正常とされるレベルまで下げる必要はないと私は思っています。年を取ると動脈硬化が進み、血管の壁が少しずつ厚くなっていきます。その場合、若い頃と同じ血圧のままでは血流の流れが弱くなるので、血圧をある程度高くして血流を良くしないと、きちんと脳まで**酸素**や**ブドウ糖**が行き渡らなくなります。結果、頭がぼーっとして、転倒や事故などを起こしやすくなるのです。

本書でも繰り返し述べてきましたが、病気や体の不調が増えていくシニア世代にとっては、一つの視点から診察する行為はマイナスの効果しか生みません。その点でも、総合診療の大切さを、より多くの人が理解してほしいと思います。

本書の読者であるみなさんは、「正常値」の罠に陥らないように、ぜひご注意ください。

「正常値主義」の医者が患者を不健康に

なぜ医者たちは、エビデンスのない正常値に頼ってしまうのでしょうか？

その答えは、大学でトレーニングを受けた際、教授からそのように教わるから。

先ほどもご紹介したように、医学部で権力を持つ教授たちの多くは、臨床経験が乏しく、研究室にこもって論文を書いている人が大半です。むしろ、論文数が多くないと、教授にはなれません。

研究畑で育った教授たちは、臨床現場に数多く出て患者と日常的に接しているような医師を軽く見る傾向があり、どうしてもデータ主義に陥ってしまうのです。

ただ、臨床の現場で日々患者さんと触れ合っている医師であれば、正常値より少し数値が高かったとしても、薬を減らすことで患者さんが元気になる様子を間近で見ています。その場合、「この患者さんには薬を出しすぎだから、減らしたほうが良い」という判断ができますが、データ至上主義で臨床経験が浅い医学部の教授たちにそんな判断はできません。

そのような教授たちに教わった研修医たちが、**「正常値が正しい」「正常値に戻すことが治療だ」**と誤解する。こんな歪な教育現場があるからこそ、**正常値にこだわりすぎて、逆に患者を不健康**にしてしまうのです。

データ重視の医学部教授たちから教育を受け、臓器別の知識ばかりを蓄えた専門医は、全体の状態を見るのではなく、自分が専門とする臓器ばかりに集中します。あらゆる検査を行った末、検査結果が仮に正常値から外れていると「予防医学の観点からも、何としてでも正常値に戻そう」と試みます。

なお、この傾向があるのは大病院に限りません。地域の開業医であったとしても、その医者が、大学病院や大病院でトレーニングや臨床経験を積み、正常値主義に陥っている場合は、すべてのデータが正常値に戻るまで投薬を続けようとします。それで過剰な投与で体を壊す高齢者が続出してしまうのです。

治療のヒントを見落とすデータ至上主義の医者たち

ならば、「大人数の人に調査したら、こうしたほうが良いとわかった」というエビデンスがあるものについては、その数値に合わせないといけないのかというと、決してそうとも言えません。なぜなら、**エビデンスはあくまで確率論に過ぎない**からです。

たとえば、煙草を吸ったほうが早死にする確率が上がる。これは医学的にエビデンスとして認められています。一方で、煙草を吸いながら100歳まで生きている人もいますし、煙草をまったく吸わないのに若くして肺がんになる人もいます。

人によって結果に違いが出る理由は、個人差があるからです。たまたまその人の体質が、煙草に弱いか、それとも煙草に強いかで結果は変わります。

多くの医者は、確率を重視して、人間にはそれぞれの体質の差である「個人差」がある点を無視しています。

本来、**医者の役割は、自分の経験を元に、その患者さんの個人差や状態を見極め、適切な「診療」を行うこと**です。

現在の医者の多くの問題点は、「データばかりを見て、患者さんを診察しない」ということ。昨今では「患者の話を聞いては判断を間違うから、データだけを重視しろ」などと指導する医者もいるようです。

しかし、患者さんの言葉には、治療における大切なヒントが隠されています。

「この薬を飲むと頭がぼーっとしてしまう」「最近、食事後は妙に眠くなってしまう」などの言葉から、その人の体質に合う治療や日常生活の改善を行うことが医者としての務めです。昔ながらの医者は、まずは聴診器を胸にあてて「どこが悪いのですか?」と患者さん本人に聞いたものです。もし検査データを見て薬を投じることだけが医者の仕事なら、極端な話、医者など必要ありません。今後、ＡＩ診断が発達していけば、ますますそんな医者はいらなくなります。

初診も含めた全人的診療をしない医者は、今後の日本の医療業界にはますます不要になるであろうと、私は声を大にして断言します。

往診をしない医者の言葉は信じるな

診察時の話に加えて、特に高齢者を診る医者にとって、もう一つ大切なのが**「往診」**の経験です。

往診とは、患者さんのご自宅に行き、訪問診療することです。医療にとっては決して欠かすことのできない存在で、往診をしたことがない医者や往診を嫌がる医者は、高齢者の患者さんを診る資格などありません。

なぜ高齢者医療において訪問診療が大切なのかというと、**高齢者の病気はその人の日常生活と密接にかかわっている**からです。治療方針を立てる上で、その人が日々どのような生活を送っているのかを、往診を通じて知ることが肝心なのです。

たとえば、糖尿病が深刻化した方が入院して、少し病状が回復して退院を果たしたとします。けれども、退院すると再び病気が悪化してしまう。この繰り返しが続く人には、食生活が乱れていたり、薬を飲み忘れていたり、運動習慣がなかったり、なんらかの原因が見当たるでしょう。

患者さんがどのような生活をしているのかを知らずして、データだけを見ている以上、正しい診察や治療などできるはずはありません。逆にいえば、正しい診療をしてくれれば、体に大きな害を与える薬など飲まなくても、生活習慣の指導をするだけで症状が改善するケースも多々あります。

大量の薬を渡しただけで診療した気になっている医者には、深く反省してほしいものです。

ただ、大学病院などに勤めている医者の大半は、一度も往診をしたことがないという人も少なくありません。みなさんも、もし**「往診をしたことがない」という医者が担当になったときは、データ至上主義の医者である可能性が高いので、あなたが高齢**

者である場合は、担当医を変えることを検討してもいいくらいでしょう。

医者が「新しい病気」をつくる危険な事態

正常値主義に陥ると、どのようなことが起こるか。具体的な症状はなくても、**医者が「新しい病気」を簡単につくれるという危険な事態**を招きます。

この数十年で医者によって生まれた「新しい病気」の代表例といえば、**「メタボリックシンドローム」**でしょう。

ヘソ周りのウエストサイズが男性は85センチ、女性は90センチ以上であると、メタボリックシンドローム予備軍と診断されます。血圧や血中脂質、血糖で基準値を上回る項目が一つでも当てはまると、「メタボリックシンドローム」だと診断され、生活習慣の改善が求められるようになりました。

このメタボリック診断は、２００８年4月1日より40歳から74歳までの被保険者とその被扶養者に受けるようにと、厚生労働省が義務付けました。

そもそも厚生労働省がメタボリック診断を始めた狙いは、**医療費の削減**にあります。生活習慣病を事前に予防すれば医療費を２兆円ほど削減可能だと考えたのですが、実際は検査などの費用に莫大な医療費がかかり、削減予定だった２兆円を軽く超えてしまうという批判も起こり、話題になりました。

いざ、メタボリック診断が始まると、実はここで挙げられた基準には明確なエビデンスがないことも発覚します。さらに、メタボリックシンドロームの提唱者である大阪大学の松澤佑次《まつざわゆうじ》名誉教授の研究室が、製薬会社から莫大な研究費を受け取っていたことも明らかになっています（現在でも、松澤名誉教授は日本肥満学会の理事長を務めておられます）。メタボ対策のために売られた薬で製薬会社が得た利益や、メタボの危険性を訴える講演などで松澤教授をはじめ関連する医者たちが得た講演料も、きっと膨大な数字に上ったことでしょう。

たしかに、メタボ診断は肥満や心筋梗塞を防ぐのには効果的かもしれません。ただ、日本人は欧米などに比べると、肥満気味な人は圧倒的に少ないのです。

たとえば、欧米では肥満の基準をＢＭＩ30と設定しています。ＢＭＩは「体重

（kg）÷身長（メートル）の二乗」によって求められます。しかし、日本ではＢＭＩが30以上の人は3％ほど。非常に少ないのです。無理やり肥満の人を増やそうとするせいなのか、日本では肥満をＢＭＩ25以上ということに定めていますが、この数字には明確な根拠がありません。

メタボ検診自体は、アメリカのように心疾患が死因の一位を占める国では有効かもしれません。ですが、日本のように死因として心筋梗塞の10倍以上もがんで死ぬ国では、メタボリックシンドロームにそこまで莫大な予算を割いて対策をするべきかといわれると大きな疑問があります。

むしろ、死因の多くを占めるがんの対策に医療費を使うほうが、はるかに有意義ではないでしょうか。一大ブームになったこのメタボにしても、**医者たちの正常値主義を利用して、一部の医者や製薬会社が自らの利権のために、厚労省を動かして始めた新たな利益稼ぎのシステム**だったのではないかと私は疑いを持っています。

確率論よりも個人差を大切に

前例踏襲で、既存の「常識」を疑わない。そんな日本の医療業界の問題点は、メタボリックシンドローム以外にも、私たちの身近に潜んでいます。

その代表的な事例が、**「肥満の人は健康状態が悪い」**というもの。

太り気味の人は、**血圧**や**中性脂肪**の値が高い。そのため、これらの数値を下げるために薬を服用するので、医療費もかかります。

けれども、本当に血圧や中性脂肪の値を薬で下げる必要があるのかは、私は議論の余地があると思っています。なぜなら、日本では科学的なエビデンスはないからです。そこに科学的なエビデンスがあったとして、個人差もあります。これまで述べてきたようにこの個人差が無視されているのです。

教育心理学の世界では、子育てをする際の「褒めて育てるか」「叱って育てるか」という議論があります。

褒めて育てたほうが成績の上がる子が7割、叱って育てたほうが成績の上がる子が

3割いたとします。その場合、エビデンスとしては、「褒めて育てたほうが良い」といえるでしょう。

ところが、いざ子供を褒めて育てたら、まったく勉強をしなくなって、どんどん成績が下がってしまった。ここで、あなたは「褒めて育てたら最終的には良くなるはずだから褒め続ける」と、同じことを続けるでしょうか?

私が親なら、試しに子供を叱ってみるかもしれません。「確かに世の中には褒めて育てたほうがよい子が7割と多数派だけれども、叱って育てたほうが成績の伸びる子が3割もいる。ならば、この子は7割じゃなく3割のほうに入っているかもしれない」と疑うのが当たり前だからです。

医療についても同様で、「血圧を下げると調子が悪い」と言っている人に対して、医者は個人差を認めて、「この人は下げないほうが調子が良いのかも」という考えを持つほうが妥当に思えます。何も杓子《しゃくし》定規に**「正常値がすべて正しいのだ」と思う必要はない**のです。

「医者の定説」に縛られない医者に出会う

さて、これまで触れてきた医者向けの掲示板エムスリーにこんな投稿がありました。

「むかし　大相撲で糖尿病の力士がいて食餌療法をしっかりやる医師の場所は負け巡業で、食事はほったらかしの医師にかかると勝つということを言っていた。patientsは忍耐を強いる医師の言うことは聞かず自分の不摂生に迎合する医師の言うことを聞く。確かにカエサルの昔から　聞きたいことを人は聞くものだがpatientがpatienceを失ったら　それは患者ではないただの死にぞこないだ」

これは、医者たちの本音でしょう。賛成は21でしたが、反対は０でした。

しかしながら、これは重要な示唆となる内容です。

つまり、糖尿病の患者さんは、食事療法をしっかりやるとパフォーマンスが落ち、食事をほったらかしにして、血糖値を高めにしておくとパフォーマンスが上がるということです。

これは私の常々主張していることです。

長生きできるかどうかは別としてＱＯＬを重視するなら血糖値は高めのほうがいいということです。

ところが、こういうＱＯＬ重視の医者は「自分の不摂生に迎合する医師」ということになります。

そして患者さんが我慢するものだというのがこの医者の主張です。我慢できない患者さんは「ただの死にぞこない」なのですから。

正常値主義の医者にかかると本業（この場合は相撲）がダメになっても言うことを聞くことを強制され、「ただの死にぞこない」の扱いを受けることになります。

そして、この意見に反対する医師は０というのが恐ろしい現実なのです。

たしかに患者の命を救いたいという気持ちはわかります。ですが、それ以前に彼らは、**患者が「どのように人生を生きたいか」という想いを完全に無視**しています。

彼らは、人間のパフォーマンスが下がっても、幸せが減ろうが、正常値のほうが大事だという考え方に固執しています。その人個人の生き方としてはそれでいいですが、同じ価値観を医者が他人に押し付けるのはどうかと思ってしまいます。

現在、私は63歳で若い頃と変わらずに仕事をしていますが、それは血糖値が高めだからこそだと思います。私の場合は、低血糖の時間帯をつくると、脳がダメージを受け、将来のためにならないですし、現実に頭の働きが悪くなります。車の運転などをする際には意識障害による事故のリスクが怖いですし、仕事の際に頭がぼーっとするのも避けたい。今のまま、可能な限り精力的に働き続けたいと思っているので、仮に寿命が短くなったとしても、今の生き方を変える気はありません。**人は長生きするためだけに、生きているわけではない**のですから。

高齢者以降の人生は**「医療の定説」に縛られない医者に出会う**ことが、より大切になっていくことを忘れないでください。

「薬」よりも「食」

データ偏重主義に陥り、無駄な投薬を増やす医者がいる理由の一つは、彼らが**「栄養学」**をまったく学んでいないからでしょう。

医学の発展がどれだけ目覚ましいとはいえ、やはり健康の基本となるのは「**薬**」よりも「**食**」です。日本人の平均寿命は年々延びていますが、その大きな理由はやはり栄養状態が改善されたからだと私は思います。

たとえば、かつては日本人の命を奪う病として知られていた**結核**ですが、戦後1945～1950年くらいの間に死者が激減し、近年では結核になる人はほとんどいません。結核になったときの薬であるストレプトマイシンという抗生物質のおかげだと医師たちは主張しますが、結核になる人が減ったことの説明にはなりません。

後年はBCGなどの予防接種の効果もあったでしょうが、子供たちへの予防接種が始まったのは1948年なので、1960年代頃までその効果は出ないはずでしょう。

つまり結核が減ったのは、ひとえに**栄養状態が改善**されたからです。

戦後の日本では、米軍が脱脂粉乳を配り、日本人の栄養状態が大きく改善されました。さらに、肉食が広まり、たんぱく質をきちんと摂るようになりました。肉や魚といったたんぱく質を摂ると血管や筋肉、骨など体が強くなり、免疫力も上がります。

特にシニア世代になればなるほどに、栄養吸収率が落ちていくので、若い頃よりもさらに気を付けて栄養を摂取するように心しなければなりません。ですから、高齢者に対して、本来は薬を投与するよりも先に、食生活について十分に指導する必要があると私は考えます。

「コレステロールを避けろ」は栄養学をわかっていないから

ですが、医学部では栄養学の大切さを学生たちに教えないので、適切な栄養指導ができる医者が日本にはほとんどいません。

日本では**医学部内のカリキュラムに栄養学が入っていたり、栄養学の教授を迎えたりすることはほぼない**のです。

それどころか、近年では「肉を食べすぎるとコレステロールが増える」などという風説が広まり、高齢者世代の間で肉を控える人が増えています。実はこの風潮も、先にお話ししたメタボリックシンドロームと同じように、アメリカ基準で物事を考えていることが要因です。

アメリカのように肉食が多い国では、たしかにコレステロールの摂取量を減らすと心筋梗塞が少しは減るので多少なりとも効果があります（実際はコレステロールの7～8割は体内で合成されるので、たいして効果はありませんが）。
ただ、ご存じの通り、日本の場合は欧米などに比べると肉の摂取量は少ないです。そんな日本で肉の摂取量を減らしては、長生きどころか、肌もしわしわになるし、内臓も衰えるし、筋肉も弱くなるし、気持ちも沈むし、良いことはありません。むしろ、もっと積極的に肉を食べるべきなのに、「コレステロール値が高いので、肉を減らしましょう」などと無責任に言い放つ医者がいることは、本当に納得ができません。実際、ほとんどの疫学調査で日本以外の国でもコレステロールがやや高めの人が長生きしているのです。

なお、**60代以上の方は、できれば一日両手に乗るくらいのたんぱく質を食べることが望ましい**のです。体重が60キロの人は60gが目標値とされます。

「最近なにかと風邪をひきやすい」「体が弱くなったような気がするな」と思われるシニア世代の方々は、栄養不足で体力や免疫機能が落ちている可能性が高いので、医者に行って薬をもらって正常値に合わせようと努力するよりも、毎日意識してたんぱく質を摂るようにしたほうが、よっぽど健康には良いのではないかと私は考えています。

正常値主義を正すには大規模調査を行うしかない

第3章でも述べたように、高齢者になると格段に処方される薬の量が増えますし、無駄な検査も増えてしまうので、医療費を増大させる要因になります。ただ、医者が正常値にこだわらず、「少しでも数値がその枠からはずれると、薬を使って数値を戻そうとする」という行為をしなければ、医療費が少しは軽減されるでしょう。

日本の医療体制の崩壊を防ぐには、何とかしてこの「正常値信仰主義」を正して、無駄な検査や投薬を防ぐ必要があるのです。そのために大切なのは、**血圧の高い人が薬をやめたらどうなるのか、逆に薬を飲み続けた人はどうなっているのかを、きちんと大規模調査すること**です。現状、日本の正常値にはまともなエビデンスがありません。それならば、ただの平均値である正常値に頼らず、調査によって導きだしたエビデンスを元に、日本の医療のベースとなる治療方針を決めるべきではないでしょうか。

その際には、ぜひ「成人の正常値」だけではなく、「高齢者の正常値」についても調査してもらいたいものです。

私自身、もし許されるならば、健康状態を改善しつつも医療費を下げる研究などをしたいです。しかし、大学医学部の教授のように研究費がない上に、研究スタッフもいないので、自分では実施できません。現在、研究ができる立場にいる大学の教授は、非常に恵まれています。ところが、彼らは自分たちはろくにこの手の研究をしない上に、この手の研究をする人を選挙で教授にさせません。研究者を名乗るのであれば、研究費稼ぎのための製薬会社にこびへつらうための研究ではなく、少しでも日本の医学に貢献する研究を進めてほしいものです。

もしまともな研究をしないならば、もっと向学心のある若者に道を譲って、引退していただきたいです。

がん検診のせいでがんの死者数が増える？

各種検査の中で、「これは不要ではないか」と私が強く思うのは高齢者の**「がん検診」**です。

日本人の死因の一位となるがんで死ぬ人が増えるほどに、マスコミなどを通じて「がんは怖い病気だから、がん検診を受けよう」と喧伝《けんでん》されがちです。

しかし、世界中を見ても日本でがんの死者数が多く増え続けている理由の一つは、「がん検診のしすぎ」だと感じています。

昨今の日本では、腫瘍マーカーなどの血液で簡単にできる検査をはじめ、がん検診が広く行われるようになりました。しかし、**がん検診がどんどん普及しているのに、がん患者の数が増え、がんによる死亡者数も増えています。**

なぜこんな不思議な事態が起こっているのでしょうか？

それは、検診で見つけなくてもよいがんを発見しては、無理やり治療するからこそ、がん患者やがん死者が増えているという大きな矛盾が存在するからです。

そもそもがんは治療せずに放置していても、死の直前までは痛みなどを感じづらく、晩節を穏やかに過ごせるため、「最も幸せな病気」と言う医者もいるほどです。**余命があと数年という患者さんのがんを見つけて、それを無理に治療してつらい思いをさせる必要はない**と私は思います。

また、どんなに対策していても、高齢者になるほどにがん患者の割合は増えていきます。そもそもがんという病気は、細胞の老化によって引き起こされる要素がありまます。私がかつて浴風会病院という高齢者専門の総合病院に勤務していた際、患者さんの遺族の許可を取り、毎年100例ほどの遺体の解剖が行われていました。解剖してみたところ、80代後半の方で、体の中にがんのない患者さんはほとんどいませんでした。それでも、がんが死因だった人は三分の一くらいで、残りの方はご自身ががんであることを知らずに亡くなっていきました。

高齢者であれば、がんが体内に発生したとしても、無理やり早期発見をして、治療する必要はないともいえるのです。

一番怖いのは「がんもどき」を無理やり治療する行為

「病気は早期発見するほうが良い」と思われるかもしれませんが、検診によって恐ろしいのが、本来は治療しなくてもよい**「がんもどき」**を発見することです。

「がんもどき」を最初に提唱したのは、前出の近藤誠先生です。がんには、ほかの臓器への転移や浸潤《しんじゅん》する能力を持つ危険ながんと、これらの能力を持たない「がんもどき」の２種類があります。

危険ながんの場合は、手術などで取り除いても再発を繰り返しますし、手術や抗がん剤治療などを行うことで体への負担が強くなり、死期が早まることもあります。

しかし、**がん検診で見つかる早期がんの大半は、「早期治療したほうが良いがん」ではなく、治療する必要のない「がんもどき」だというのが、近藤先生の考え方です。**悪さをしない「がんもどき」は、転移はしないので、ご自身が症状を自覚するようになってから治療しても、決して遅くありません。

「がんもどき」の代表的なものといえば、スキルス性以外の胃がんや前立腺がん、甲状腺がんなどです。これらのがんは、手術や抗がん剤、放射線などで治療しようと試みられがちですが、放置しても問題がないことも多いので、無理に治療してＱＯＬを下げるほうが問題だと私は考えています。

何が言いたいのかというと、**がん検診を受けても、数種類のがんをのぞけば、大半のがんは見つけても助からないか、放置しても問題のないもの**のどちらかしかないということ。ですから、日本では数多のがん検診が行われているものの、がんの死亡者数がちっとも減らないのです。

早期発見したとしても、深刻ながんの場合は、寿命を1、2年延ばすことはできても死を防ぐことは難しいのです。非常に残念なことですが、転移するタイプのがんは、10年ほどの年月をかけて、1センチほどの大きさへと成長していきます。その頃になってようやくがんを発見できるわけですが、すでにその時点で、がんは体中のいろいろな場所へと転移しています。

つまり、がんの種類が悪ければ、早く見つけて治療してもうまくいかないですし、がんの種類が悪さをしないものであれば、治療をしなくても長生きできるのです。

もちろん若い人ならば手術や治療に耐えられる力はあると思うので、早期発見によって治療する選択肢も悪くはないでしょう。ですが、ただでさえ体中の細胞ががん化しやすい上にその進行が遅い高齢者については、早期発見したせいで治療を行うことになり、抗がん剤や手術で体を壊したり、入院によって足腰が弱ったり、体力が大きく落ちてしまったり……との弊害が起こりがちです。

私自身が見てきた多くの高齢者たちの中には、がん検診を受けず、自分ががんだと知らなかったがゆえに、最後まで人生を楽しみ、穏やかに亡くなった方々が大勢いらっしゃいます。

どちらを選ぶかは価値観次第ではありますが、検診を通じて無理にがんを見つけて戦おうとするのではなく、もしかしたら体にいるかもしれないがんと一緒に生きるという人生を選ぶことも、一つの手段だと思います。

本当に医療は必要なのか？

現在の日本の医療は、事前に病気を防ごうとする**予防医療**が中心です。ですが、そのやり方はあまり意味がないのではないかと、私は常々思っています。

そう思う根拠の一つに、１９７４年から１９８９年にわたってフィンランドの保険局で行われた大規模な調査研究があります。この調査では、40歳から45歳の循環器系が弱い男性が１２００人参加し、健康管理をされたグループと何もしないグループとに分けて、その後15年間にわたって追跡調査を行いました。

最初の５年間、健康管理が行われたグループは、４カ月ごとに健康診断を行った上で薬剤が処方され、アルコールや砂糖、塩分の管理など食生活に関する指導も行われました。何もしないグループでは、健康調査票への定期的な記入以外は、放置されたのです。

その後、６年目から12年目については、健康管理は自己管理にしてもらい、15年後に両者の健康状態がどうなっているのかを検査しました。

多くの方は、最初に健康管理されたグループのほうが、十五年目の健康状態は良いはずだ……と考えるのではないでしょうか。

しかし、結果はその予想を大きく覆すもので、**がんをはじめとする各種の病気の死亡率や自殺者数、心血管性系の病気の疾病率や死亡率などの数値は、きちんと健康管理が行われていたグループのほうが高かったのです。**

この結果を見て、「過度な医療の介入は健康を損なうのではないか」と感じる人は少なくないでしょう。

欧米で集団検診が廃止になったワケ

ただ、私が驚いたのは、このフィンランドの研究が発表された後の日本の医者たちの反応でした。本来ならば、多くの医療関係者たちがこの衝撃的な結果に対して真剣に向き合うべきだと思いますが、**日本の多くの医者たちは「調査の仕方が間違っているのでは」といって検証もせず、バカにするだけ。**

医者たちが科学者である以上、調査で自分が納得のできない結果が出たのならば、きちんとその原因を精査すべきではないでしょうか？　調査の仕方が悪いというのであれば、それを修正した上で何がおかしかったのかを具体的に挙げるか、自分たちが同じ実験を行って、「このデータは間違っている」と指摘するべきです。

科学的なデータには科学的な反論が必要です。ですが、日本の医者の大部分は、こうした作業を怠り、自分たちの常識と違うデータは、検証もせずに排除する。

国立大学にしても私立大学にしても、彼らの研究には国からの補助金が出ています。当然ながら、補助金は国民の税金から成り立っているのですから、研究費をもらう以上は公共の利益に還元されるような研究をするべきです。ですが、彼らはこれまでの常識を覆す実験や調査結果に文句ばかり言って、自分たちでその結果を調査することはしません。

これでは、日本の医学がいつまでたっても進歩しないのは当然です。だからこそ、日本は、アメリカよりも医学の進歩が10年（下手するとそれ以上）遅れてしまうのでしょう。

また、そもそもの集団検査自体も、国際的には不要論がささやかれています。日本では、集団検診をして、血圧や血糖値、コレステロール値を見て、異常値があれば、検査データを正常にするために薬を出すやり方が主流です。ただ、世界的な研究で、集団検診は結果的には患者の寿命をあまり延ばさないということが近年わかってきました。

欧米ではいち早くこの事実に気が付いたため、集団検診は廃止になっています。現在のように、日本のような集団検診が義務化されているのは、日本と韓国くらいです。2019年2月の日経新聞の報道によれば、ＯＥＣＤも日本の集団検診には見直しを求めているほどです。この事実について、もっと多くの日本人は知っておくべきではないかと私は思います。

医療行為をしないほうが寿命は延びる？

日本でも、医者いらずのほうが、寿命が延びた例はあります。その有名な例として挙げられるのが、**「夕張パラドックス」**でしょう。

２００６年、北海道の夕張市が財政破綻し、市民病院が廃止になり、19床の診療所となったため、夕張市民たちが病院で医療行為を受ける回数が格段に減りました。病院に行けないのであれば死者数は増えるのでは……と思われるところですが、なんと夕張市では、**がんで死ぬ人と心臓病で死ぬ人、脳卒中で死ぬ人の数がすべて減り、老衰で死ぬ人の数だけが増えた**のです。

この夕張市の事例は、医療行為をしないほうが死ぬ人は減るし、病気にならずに老衰で死ねるという疫学的な根拠になったといえます。

コロナ禍でも、医療行為をしなかったゆえに死亡者数が減るという現象がありました。

新型コロナウイルス感染症が日本にやってきた最初の年である2020年、実は日本全体の死者数が驚くほどに減りました。２０２０年は死亡数が約１３８万人で死亡数は11年ぶりに減少しました。

本来、少子高齢化が進んでいますから、死者数は毎年増えるはずなのに、２０２０

年は前年より死者数が約９０００人も減ったのです。

多くの方は、コロナ禍には人がバタバタと亡くなっていったと思いがちですが、コロナが流行ったせいで医療機関に行かなくなった患者がものすごく増えました。何しろ熱があったらコロナだとみなされ、病院に拒絶されることが多かったのですから。

その後、２０２１年と２０２２年は史上最大の死者数を更新しました。これは、以前と同じように医者の治療を受けていたら死んでいた人たちが、一年間寿命が延びた結果だと考えれば、**医者に行かなければ一年くらい寿命が延びるという大きな推定根拠**になったと思います。

そして、もう一つの特徴は老衰が大幅に増えていることです。これも医者に行かないと、病気で死なないで自然に死ぬことができるということでしょう。

医者が無理やり病気をつくった結果、本来は治療しなくてもよい人が治療する羽目に陥っているケースが驚くほど多いことが、これらの事例からよくわかるのではないでしょうか。

明確なエビデンスを怖がる日本の医者たち

欧米では、治療の際、エビデンスの有無は非常に重要視されています。すでにご紹介してきた通り、海外は裁判文化が根強いので医者が患者から訴えられないように副作用をみっちりと勉強する上に、エビデンスのない治療は保険会社がお金を出してくれないという理由があるからです。

ただ、日本では大規模調査が行われず、各種治療について明確なエビデンスがないために、そもそも医者に対して過度な治療を改めるように指導することができません。

私と同じように大規模調査に基づいたエビデンスがないことを指摘する医者は、少なくはありません。厚生労働省の医系技官を務め、ジョンズ・ホプキンス大学で公衆衛生学を学んだ医師・木村盛世先生もその一人です。

少し専門的な話になりますが、木村先生がかねてからずっと提言しているのは、日本でも、世の中の医療行為や健康増進活動に対してＲＣＴ（ランダム化比較試験）を行うことで、エビデンスに基づく医療行為を実践するべきだということ。

しかし、日本の医者は明確なエビデンスが出るとこれまでの治療が覆されてしまう可能性があるので、木村先生の意見に賛同したがりません。

本来は、エビデンスがあったほうが医者も統計学的に正しい治療（個人差があるので、そうとも言い切れませんが）を行えるので、治療の効果が上がるはずです。なのに、権力者に慮《おもんぱか》って、積極的にエビデンスを見つけようとしません。「昔から習っていることがずっと正しい」と狂信的に従う傾向が強いため、新しい説を唱える人に対して排斥的になりがちです。だからこそ、大規模調査が嫌がられるのです。

さらに、日本人は全体的にも「医者が言っていればそれは正しいことだ」という考え方があるので、治療を受ける患者さん側もその決定に大きく異論をはさむことはありません。

くどいようですが、**医療の強制や公費を使った医療は、本来エビデンスがないならやってはいけないもの**だと思います。現在の日本の医者は、大学の先生方とか厚労省の役人たちに、「患者に治療を押し付けている以上、きちんとしたエビデンスがないと困る。調査してほしい」と主張するべきなのです。

公的医療費が根拠のない治療に費やされている

私もこれまで長年にわたって、日本人と相性の良いエビデンスがない治療に対して批判を続けてきましたが、その理由の一つは、**根拠のないものへ公的医療費を過度に費やしてほしくない**からです。

たとえば、私は高齢者向けのアンチエイジング治療を行っていますが、中にはエビデンスが確立されていないものもあります。ただ、基本的には自費診療ですから、一円たりとも公費は使っていません。

一方、病院の医者がやっているエビデンスのない治療には、公費がかかります。血圧の治療にしても、正常値を135mmHgに設定し、そこまで無理やり薬で下げています。これを血圧160mmHgを降圧の目標にしたなら、当然それだけ薬が減りますから、それで死亡率が下がらないのであればまさにWin－Winです。年間六千億～八千億円ほど浮くのではと私は考えています。

医者側からすれば、責任や医療費のことは考えずに、薬を処方すればよいのですから楽なものです。ただ、副作用でひどい目に遭うのも、医療費負担を税金や健康保険料から取られるのも、私たち患者であることを忘れないようにしたいものです。

カルト化する日本の医療業界

ここまで痛烈な医者批判を繰り返してきましたが、もちろん医者の中にも勉強している人はいるはずですし、現状の医療構造のひどさを懸念している人もいるはずです。

ただ、いかに懸念を持ったとしても、**多くの医者は自分より立場が上の医者に逆らえない状況**にあります。２０２３年、保険金の不正受給で話題になった中古車販売会社のビッグモーターのように、医療業界でも上司の命令には絶対に逆らえず、不正が横行するという構造が生まれているのです。

日本の医療業界は、一言でいえば、カルト宗教のようなものです。一度「これが正しいのだ」と教え込まれたら、その後は新たな知識を習得しようともしない。これまで習ってきた「教義」が正解だと思っている医者が大半です。

けれども、宗教と科学は違います。両者は何が違うのかと言われたら、宗教は試す前から答えが出ていますが、科学は試してみないと答えはわからない点でしょう。

医療業界と似た構造があると感じるのは、昨今の経済学です。

少し話がそれますが、2023年4月に日本銀行総裁に就任した植田和男《うえだかずお》氏は、就任時「ものすごい経済学者が総裁になった」として話題になりました。ただ、どんなに優れた経済学者が日銀総裁になったとしても、理論だけを見ている人間は必ず失敗すると私は予想します。何より大切なのは、人の心の動きを察知することだからです。

2000年代から経済学の主流は行動経済学です。行動経済学は「人間には心理があり、それに応じて理論上不合理な経済活動が行われる」という理論に基づいてその不合理な経済活動を研究する学問で、これまでにも何回もノーベル賞を取っています。

経済学でも**「人の心を考えること」**が重要視されているのです。

1951年生まれの植田氏のご専門はマクロ経済と金融論だと言われていますが、人の心が理論に組み込まれていない経済学を研究してきたのであれば、いかに彼が優れた経済学者であっても日本の経済を立て直すことなどできないだろうと私は思っています。

なお、私自身が日本の経済政策として期待するのは、相続税を１００％にして高齢者にお金を使ってもらうか、法人税や所得税を上げて経費を大幅に認めることです。そうすればみんながどんどんお金を使うようになるので、景気も良くなるはずと思っています。

こんなことを言うと、「専門家でもない素人が何を言う。どこの経済理論にもそんなことは書いていないのだから、通用するわけがない」とツッコミを受けることは予想しています。

しかし、何事も試してみないとわかりません。

実際、これまで著名な経済学者の理論は試してきたのに、日本の経済は停滞しています。G７で唯一この30年以上賃金が上がらないのは、ダメな政策だからとしかいいようがありません。植田氏が総裁になっても、相変わらず日本の景気は悪いまま（株価が上がっているからいいと言う人もいるようですが）なのは、その良い例でしょう。

私の提言はまだ試されていないので、少なくとも科学的には否定できないのです。

医療についても同じで、「これが正しい」と理論で言い切れるものなどありません。

でも、だからこそ、私たち**医者は理論を妄信するのではなく、トライ&エラーを繰り返す中で、その患者さんにとっての正しい治療法というものを模索する必要**があるのです。その事実を私も含めたより多くの医者が、心に刻むべきではないでしょうか。

第5章

医学部という病

患者思いの医者を排除する元凶「大学入試面接」

ここまでは、日本の医者たちが抱えるさまざまな問題点について指摘してきました。次から次へと医者に対する不信感が生まれるような内容ばかりで、医療不信に陥られた方もいるかもしれません。

その一方で、「新しい考え方や人物が選ばれ、その考えが取り入れられるのは、主要スポットの人間が一新した数十年後になるので、希望はあるのでは？」とお考えの方もいるかと思いますが、なかなかそれも難しいでしょう。

医療システムを変革する上での大きなハードルとなっているのが、**大学医学部の入試面接**です。全国で八二の医学部がありますが、入試時に面接がない大学医学部は一つもありません。

入試面接があるとはどういうことか。それは、その人がどんなに入試での点数が高くて、なおかつ医者としての適性があったとしても、その**大学の面接官の教授が「こいつは気に入らないな」と思ったら、門前払いできるシステム**だということです。

実は私が学生の頃は、東京大学の理科Ⅲ類（医学部進学コース）では入試面接はありませんでした。ですから、私のように「違う」と思ったことは、たとえ上司であっても議論をふっかける人間でも入学できたのです。

ところが、現在、面接試験を導入した大学医学部は、上にケンカを売りそうな人は面接のときに芝居をしないと医学部に入れません。つまり、**「上の言っていることは何でも正しい」と言って従うような人しか、医者になれなくなってしまった**のです。

もし私が現在の医学部受験をしていたら、間違いなく面接で落とされているだろうと確信しています。

ついでに言うと、私のように医学部を批判する人間の子供はどんなに点数が良くても、面接で落とすことができます。ですから、良心的な医者でも、自分の患者さんには教授の言うことと違う考え方を採用することはできても、私のように公然と医者批判をできないのでしょう。

今の医学部の教授たちは「人間には心がない。だから、メンタル面など気にしなくてよい」と思っているような人が大半です。ですから、彼らの多数決で選ぶ精神科の主任教授に私のような精神療法を専門とする人は一人もいません。そんな人たちが面接で受け入れるような学生たちが、将来医者になった際、患者の意見よりも上司の意見や病院の利益を優先するようになる可能性は、面接をやる前よりも高くなることでしょう。

ただ、世の中にはコミュニケーション能力は低くとも、手術の達人のような人はいくらでもいます。オックスフォード大学のサイモン・バロン＝コーエン教授は、自閉症というコミュニケーション能力の低い障害を抱える人のほうが天才的な分析力を持ち、集中力も高いので、研究者として成功したり手術の達人になるような人が多いと明言しています。

しかし、面接試験のせいで、こういう「コミュニケーション能力は低いけれども腕のいい医者」が減ってしまい、「コミュニケーション能力は高いけれども、上にこびへつらってばかりで、ミスをしても上手に患者を丸め込むことができる医者」が増えてしまうことに大きな危機感を抱きます。

私は**医学部に面接などいらない**と強く主張します。どうしても医学部へ入るのに面接が必要ならば、患者会やナースなど教授以外の人間に面接してもらうべきでしょう。多くの医学部の教授たち自身は心がないのに、彼らに選ばれた人間を医者にするほうがおかしい。そもそも、大学の医学部は研究者の養成機関でもあるので、医学部の入試でなく医師国家試験で面接をやればいいのです。そうすれば、医学部のカリキュラムにコミュニケーション能力を鍛えるプログラムが導入されるはずです。

たった一度の面接で相手の人間性がわかると思っている点が、そもそも医学部の教授たちがいかに傲慢かがわかります。私は精神科の医者なので、カウンセリングをする機会が多いのですが、最低でも五〜六回は会わないと患者さんのことはわからないと思っています。にもかかわらず、たった五〜三十分で相手の人間性をジャッジし、なおかつ医者の適性を判断できると考えるのは高慢の極みとしか言いようがありません。

自分の意見がはっきりしている学生は落とされる

「面接で落とすのは、よほど人間性に問題がある人だけなのでは？」と思うかもしれませんが、決してそんなことはありません。人間性に問題がなくても、入試面接で落とされる人も少なくないからです。

まず落とされる学生は、**自分の意見がはっきりしている学生**です。

たとえば、私が知る何人もの受験生を医学部に合格させてきた実績のある学生の一人は、新潟大学の医学部の筆記試験には受かったものの、面接で教授の言うことに対して少し対立する意見を述べたら、見事に落とされてしまったとのこと。結果として、別の私立の大学の医学部へ行くことになりましたが、東大の別の学部を卒業していてレベル的には十分新潟大学の医学部に入れる学生だったので、面接が大きな足かせになったのは間違いありません。

面接官を務める医学部の教授たちが欲しいのは、**素直に言うことを聞く兵隊**です。

『白い巨塔』の象徴的なシーンである、教授を筆頭とする大名行列のような「教授回診」などに、ヘコヘコとついてきそうな学生だけを採用したい。自分に逆らう人は、採用したくないのです。

ところが、受かった学生側は「自分は従順さを買われ、兵隊として採用された」と思うわけがありません。むしろ、面接に受かったことで「自分は選ばれし仁術《じんじゅつ》の従事者である」と考え、得意になる学生のほうが多いでしょう。

そもそもの話、医者は非常にプライドが高い人が多いです。私などは、小学校、中学校、高校といじめられっ子で、自分自身も変わりモノだとよくわかっていました。そこで、「他人の心を少しでも知りたい」という想いから精神科医になりました。

ところが今、医学部に受かる人々は、面接によって「あなたたちは医者に向いている立派な人間だ」とお墨付きをもらったと勘違いしてしまうので、余計に謙虚さを失ってしまったような気がします。

年齢差別、性別差別、障碍者差別がまかりとおる

入試面接の何が怖いかと言えば、さまざまな差別が平気でまかりとおってしまうことでしょう。

まず、代表的なものは**年齢差別**です。

2005年に群馬大学医学部に、入退院を繰り返す父親を看取った後、医学部受験を決意して、猛勉強した55歳の女性が筆記試験で合格者の平均点（最低点でない）を10点も上回りながら、面接で落とされるという事件がありました。

群馬大学はおそらくこの年齢で合格しても、研究できないだろうと判断したのだろうと私は考えます。あるいは、父親の入退院を看取ったちゃんとした医療経験のある学生が入るのがうっとうしかったのかもしれません。

群馬大学医学部は研究重視・臨床軽視の傾向があることは、はるか昔から有名です。ですから、年齢を理由に、「医学を学んでより多くの人を助けたい」という強いモチベーションを持つ人を落としてもよいと思ったのではないでしょうか。先にも触れた

三十人の患者さんが亡くなる医療事故も、「医者が腕を磨くため、なるべく新しい治療を実験として取り入れて患者が練習台になって死んでも仕方ない」と思う群馬大学医学部だからこそ起こった事件だと私は思ったものです。ですから、群馬大学の事件は氷山の一角だと考えます。

これに不服だったこの受験生は民事訴訟を起こしましたが、松丸伸一郎《まつまるしんいちろう》という裁判長は、「面接の評価は試験実施機関が評価すべきで、裁判所の審理は適さない」という判決を出し、棄却されました。この判例のおかげで、大学医学部は面接で好き放題に気に入らない受験生を落とし、多くの大学で女子差別や年齢差別を繰り返されてきたことが、多くの大学で明らかになりました。

文部科学省が動いて是正されたことになっていますが、発達障害の受験生はどんなに点数が高くても入れないと新聞で公言する元東大教授（この人はよほどハレンチなことをしたらしく別の大学の医学部長を2年で更迭されました）もいます。私のように日頃から医学部を批判していたらまず落とされることでしょう。

実は私の娘も四年制の大学を卒業後、複数の医学部を受けましたが、一校を除いて補欠合格でした。結局、唯一合格が出た大学は受験校の中で偏差値が一番高い大学で、身内の話ながら恐縮ですが、その入試で上から五番目以内に入るほど成績優秀だったので、特待生で授業料免除になりました。そんな彼女がほかの大学受験時、すべてのテストで点数が悪かったとは思えません。

そこで考えられる差別の一つが、やはり**年齢**です。彼女は東京大学を卒業後、やはり医者になろうと進路を変え、卒業後に医学部を受験したため、医学部の入学時には、ほかの学生たちよりも四歳年上でした。若いほどに従順な学生が多い中、年を重ねている人は教授の言うことを聞かない傾向が強いものです。そうした年齢差別も理由としてあったのではないでしょうか。

もう一つ、私の娘が面接で落とされた理由として考えられるのが、**性別**です。当時はまだ女子差別があり、女性医師に対する門戸は非常に狭いものでした。いかに医者の大学入試面接が偏見に凝り固まったものかがよくわかるのではないでしょうか。これらは前述の通り、是正されたことになっています。ついでに言うと、私の娘だということがばれていた可能性もあります。

また、あまり言われることはありませんが、大学医学部の**障碍者差別**もひどいものです。

事実、医学部のキャンパスへ行くと、車いすの学生を私が見かけたことは、面接を導入した学校ではありません。これも、採用する医者側が、勝手に車いすの人間を面接ではじいているからでしょう。ただ、世の中には車いす移動でも、頭の良い人はいくらでもいます。こうした可能性を頭から無視するのが、医学部の実態です。おそらく車いすの国会議員が問題になったように、バリアフリー化に金がかかるという大学の都合での差別です。

そして、こうした**年齢差別も女子差別も障碍者差別も、医学部の教授たちは「当然のことだ」と考えている**ようです。

自分たちが大学病院を回していく上では、休まないで当直や夜勤をしてくれる、丈夫な人材が欲しい。ですから、ある程度年齢が上だと、「体力的に難しいのでは」と思って採用しない。女性は体力も男性よりもないので、同じ理由で落とされる。障碍者に対しても、おそらく「自分たちと同じような無理をさせられないから」という理由かそれ以上の差別感情から、落としているのでしょう。

女子差別や年齢差別はマスメディアで取り上げられ、名目上は是正されました。障碍者差別は、どこのマスメディアもその実態を取り上げません。実際、校舎にエレベーターのない大学医学部があると知り、がく然としました。

このようにひどい入試面接が続けられているのですが、もう一つ問題があります。もし医学部を受験して、試験で落とされたのなら、「よし、次の一年をまた勉強して受け直そう」という気になるでしょう。しかし、面接で落とされて、「お前は性格的に医者に向いていない」と人格否定されたら、多くの人はショックを受けます。医者になりたいと思って生きてきた人ならば、絶望し、自殺すら考えるかもしれません。

今のところまだ大きな問題にはなってはいませんが、今後医学部受験を苦にした自殺者が出るのではないかと私は危惧しています。

そうなったときの責任は誰が取るのでしょうか。いずれにせよ医学部の教授たちは人の心が傷つくことにまったく配慮しない集団だとわかります。

医者の傲慢さを助長する中高一貫校の弊害

もう一つ、医者の傲慢さを促進させているのが**「中高一貫校の弊害」**です。

昨今、医学部の入試の偏差値がどんどん高くなっていく一方、医学部に入学する学生たちには私立の中高一貫校出身者が増えています。彼らは小さいときからエリートコースに乗っているので、医者になってからも「自分は秀才だ」「下々とは違う」という思い込みを捨てきれない人が多いです。結果、**「自分の専門領域は私ほど詳しい人間がいない」と思い込む医者が増える**のです。

たとえば、循環器内科の医者は、なにかとコレステロールを下げることに注力したがる傾向があります。なぜなら、彼らの専門知識から見れば、コレステロールが少ないほうが、動脈硬化が起こりにくいとされているので、循環器系の病気における患者の死亡率が低くなると信じているのでしょう。

しかし、彼らには、コレステロールを下げることで、患者さんが被る弊害がわかっていません。

先に挙げたように、コレステロールを下げれば男性ホルモンが減って鬱っぽくなる人が増えるし、免疫細胞の材料も減るのでがんも増えます。また、おいしいものを自由に食べられなくなるので、ストレスがたまり、QOLも下がるでしょう。結果、全体的にみると死亡率は上がってしまうのです。実際、疫学調査ではコレステロール値高めの人が一番長生きしています。

専門バカの医者に診察されてしまうと、たった一つの病気の予防のためにほかのことを犠牲にされる。これに対して、別の専門の医者が口を出そうとすれば、「専門外の医者が何を言うか」と非難されます。

薬についても、同じ原理が働いています。

たとえば、一人の患者さんに他の科で処方されている薬を見たとき、**「この量は多すぎるんじゃないか？　減らしたほうが患者さんのためになるのでは」と良心的な医者が口を出そうものなら、「よその縄張りに口を出すんじゃない」という不文律を破ったとして糾弾される。**エムスリーを見る限り、私への批判はそういうものです。

どんなに年月が経とうとも、基本的には同じ思想の元に選ばれた人ばかりでは、変わるものも変わりません。それについては、日本の政治構造と似たようなものです。

これだけ日本中が政権批判を繰り返しても日本という国がなぜ変わらないかというと、首相が政党の所属国会議員の多数決で決まるからです。良いポストに就きたいからその候補者に投票をする。この体質がある限り、日本の政治は変わりません。

かつて、ソ連には改革を意味する「ペレストロイカ」を推進したミハイル・ゴルバチョフ書記長がいました。彼のように、長きにわたって共産党の主流にいたものの、いざ自分がソ連という国のトップになったらコロッと方針を変えるのは、トップの裁量権が大きいからできることです。日本のような政治システムが続く限り、日本という国が変わるようには私には思えません。

チーム医療が進まない縦社会の日本医療

医者というと多くの人は完璧で頭の良い人を想像すると思います。しかし、ここまで見てきたように、医者といえども完璧ではありません。

医者が持っていない視点を補うため、本来は医者のほかに看護師、薬剤師、作業療法士、理学療法士、臨床心理士や公認心理師など、さまざまな分野の医療関係者がチームを組んで、対等な立場で治療にあたることが求められます。しかし、**日本では欧米などに比べると、チーム医療の普及がなかなか進まない**という現状があります。

その大きな理由は、**日本の医療業界が、圧倒的なヒエラルキーの世界で成り立っている**からです。

そもそも医者の世界は、ヒエラルキーによって成り立つ恐ろしいほどの縦社会です。加えて、「自分こそは選ばれしエリート人材なのだ」という思い上がりを持った人間が医者になるので、医者以外の医療関係者を当然のように見下し、看護師やそのほかの医療従事者を、「医者の下働き」のように扱うようになります。

実際、東大医学部には「医学部健康総合科学科、看護科学専修」と呼ばれる看護学を学べる学科も大学院もありますが、その付属病院も持っておらず医学部医学科の下に置かれている印象は否めません。

現在の国際社会の流れでは、看護師には看護師の役割があり、医療の現場では医者と対等な存在です。現在日本が迎えている超高齢社会では、医師よりも患者さんの生活と密接にかかわり、コミュニケーションを取っている看護師のほうが、はるかに医療では主役といっていい存在です。

　私自身が１９９０年代にアメリカへ留学した際、すでにアメリカでは医者と看護師は対等な存在でした。医者が患者の治療方針を看護師に伝えた際、看護師が主体性を持って、「私が患者さんの生活スタイルを見ている限り、その治療法は合わないと思う。あなたたち医者は現場を見ていないからわからないのだ」などと意見することも頻繁にあり、決して医師の下働きというような扱いはありませんでした。

　日本でも近年は看護師の主体性が重んじられるようになりつつありますが、医者側の意識はいまだ低いまま。こうした医者たちの態度が、チーム医療の発展を遅らせる要因になっているのです。

看護学部の附属病院をつくるべき

今後、より多くの人が満足する医療体制を整えるためにも、私は大学医学部の附属病院ではなく、**看護学部の附属病院をつくる必要性**を強く感じています。そして、既存の大学病院では論文数が多いほどに評価されますが、看護学部の附属病院では臨床を真面目にやる医師や有能な看護師やコメディカルの人たちを教授にするようにする。

患者さんにとっては自分の生活まで考慮した医療が受けられますし、より良い臨床現場を学ぶことができるので看護師さんたちにとっても良い教育の場になるはずです。私が知る限りでも、介護や看護の体制が整った病院のほうが、患者さんの調子が良いのは明らかです。

実際、国際医療福祉大学は、これで成功し、その附属の三田病院などはとても臨床能力が高いことで評価されています（ただし、この大学の医学部の附属病院の教授陣を見る限り、相変わらずの論文数重視ですが）。

こうした臨床に特化した大学病院をつくることで、既存の大学病院へ訪れる患者さんが減れば、研究ばかり重視してきた大学病院も焦りを感じて、自分たちの医療体制を見直すようになるでしょう。

第6章　医者という病

「心の健康」が日本で無視される理由

ここまで散々、現代における日本の医療が抱える問題点について指摘してきました。本章において、私がお伝えしたいのは、今の日本の医療業界には、「人の心」を理解しない医者があまりにも多いという問題です。

2022年、厚生労働省が発表した自殺者の数は2万1881人でした。また、うつ病・躁うつ病の患者数は350万人を超えると推定されています。昨今、体の健康のみならず、**「心の健康」**を大切にすることが求められているのです。

特に中高年になると、男性の場合は、男性ホルモンが低下して鬱っぽくなる「LOH症候群（加齢性腺機能低下症、以前は男性更年期障害と言われていた）」という女性の更年期障害のような症状が出てくることが近年わかってきているので、その対策も重要視されています。

世界的な潮流としては、精神神経免疫学と呼ばれるサイコ・ニューロ・イミュノロジー（PNI）がトレンドになっています。PNIとは、心の健康が免疫機能にどのような影響を与えるかを調べる学問です。

ここ10年ほどで有名になった**「笑う人ほど免疫機能が上がる」**という話を耳にされた方もいるかと思いますが、まさにこれはその精神神経免疫学の研究によるもの。免疫機能は心理状態に大きく左右されるので、ストレスがなくて日々笑って過ごしている人のほうが免疫力は高くなる傾向があります。

笑顔で日々を過ごすことは、**がん**のように免疫機能が大きく影響する病気のみならず、**心筋梗塞**や**脳梗塞**のようにストレスによって血が固まりやすくなることが一因となって起こる病気の予防になることも明らかになっているのです。

長らく三大疾病と言われてきたがんや心筋梗塞、脳梗塞は、**心のケア**と密接にかかわっていることがよくわかります。さらに言えば、**「自殺」**も、中高年の死因として決して低い割合ではありません。日本人の健康を考える上で、メンタルケアは欠かせない存在だと言えるでしょう。

しかし、日本の医学部において、「精神医学」は何かと軽視されがちで、患者さんの心のケアが考えられていないのが現状です。

実際、医者の患者さんに対する態度は、あらゆるサービス業の中でもワーストと言っていいほどに悪いものだと言えます。そもそも医者自身のコミュニケーション能力の低さや凝り固まったエリート主義という問題もありますが、それを防ぐために、すべての大学医学部で入試面接が導入されたのに、これがちっとも改善されていないのは、それ以上に医学部では患者さんの心のケアの大切さやコミュニケーションの重要性をきちんと教えられていないことが問題だということがわかります。

大学医学部はカウンセリングの専門家を軽視している

みなさんは医者と接する中で、「なんでこのお医者さんは自分の話を聞いてくれないのだろうか」「なんでこんなにも冷たい対応をされるんだろう」とショックを受けたことはないでしょうか？

中には、深刻な病を患っていることを宣告された際に、医者があまりにもドライな対応で衝撃を受けたという話を聞くこともあります。

こうした医者の冷たい態度に対する反論として、「お医者さんは一日に何人もの患者さんを診断しなければならないから、一人ひとりの患者さんに丁寧な言葉をかけている暇などない」などと言う人がいます。

しかし、1億総ストレス社会と言われ、ストレスと免疫の関係性がこれだけ取りざたされている時代に、患者さんの心の動きをきちんとケアしないのは単なる医者の怠慢です。

彼らが心理的ファクターをまったく考えていない一番大きな証拠は、**医学部の教授会が選ぶ精神科の教授の実態を見れば**わかります。

現在、全国で八二ある医学部の中で、通常、大学医学部で唯一心の問題を教える精神科の主任教授に精神療法を専門として研究してきた人が選ばれている大学は、一つもありません。

医学部の教授は、そのほかの教授たちによる選挙で選ばれます。医学部の教授たちが患者の心のケアを重視しているならば、精神科の主任教授にカウンセリングの専門家が選ばれてもおかしくないはずなのですが、一人として存在していない。

これは、**大学医学部がカウンセリングの専門家を軽視しているとしか言いようがありません。**

精神科の教授は、9割は神経伝達物質などの生物学的な領域を研究する生物学的精神医学などの専門家が占めています。もっと言えば、人とは接することなく、動物実験を繰り返し、論文をたくさん書いた結果、教授になった人も珍しくありません。やはり、人の心を重んじる医者は出世できないのです。

これも、大学の医学界が人間には心がないと思っている結果でしょう。

目の前で大切な人が亡くなったり、大きな災害に遭ったりすると、人間はトラウマという心の病を発症することがあります。これらの病気は、薬では治らず、丁寧なカウンセリングが必要なのです。

旧態依然の教授が拡大再生産されるワケ

統合失調症のような生物学的な要素が強い病でも、社会復帰のためには、カウンセリングが必要とされています。

けれども、精神科の教授の多くは、カウンセリングなどは必要なく、すべて薬で治ると思い込んでいます。本来は一番患者さんの話を丁寧に聞かなければならない精神科の教授なのに、「患者の話を聞くと誤診する」「画像だけを見ていればいい」などと研修医に教える教授さえいます。教えられた学生たちの間でも、患者さんの話を聞く姿勢などまったく養われることはありません。

先述した通り、欧米の場合は、心の具合が免疫機能に非常に大きな影響を与えるという考え方が当たり前になりつつありますが、日本ではそれを勉強している人はほとんどいません。日本の医者は人間には心がないと考えている証明です。そんな人々が、藁にも縋《すが》る思いの患者を診ていることに大きな矛盾があります。

なぜ研究が進んでいる欧米のやり方を取り入れないのかといえば、残念ながら本書で何度もお伝えしたように、**医学界のヒエラルキー**にのっとって、上の言うことのほうが欧米の考え方よりも正しいと信じているからです。

このように日本の医療は宗教です。教祖のような立場にいる教授が変わらない限り、変化はありません。「人間には心があるから、やっぱりそれもシッカリと研究しなければいけないよね」という人がいたとしても、基本的には多数決の教授会で決まるため、彼らの意見は取り入れられず、旧態依然な人間が教授に選ばれて引き継がれます。

つまり、教授会によって、こういう考え方の教授が拡大再生産されていきます。

「心」がわからない医者のせいでうつ病患者が増える？

カウンセリングに詳しくない教授たちが増えてしまうと、結果としてどのようなことが起こるのでしょうか。

大学の医学部の学生たちは、原則的に精神科の講義を通じてしか、患者さんの心について学ぶ機会はありません。ですから、講義では、ドーパミンやセロトニンといった神経伝達物質の話などばかり聞かされることになります。**患者さんとの接し方や心の動き、認知のゆがみなどのカウンセリングにまつわることはほとんど習いません。**

講義を受講する医学部の学生たちが精神科医でない他科の医師になったとしても、

このようなカウンセリングの知識を知っておくだけで、患者さんとの対話で患者さんに安心感を与えることもできるでしょうし、何より病気や死の恐怖と向き合う患者さんの心理的ストレスを軽減できるはずです。

しかし、大半の医学部の教授たちは、患者さんの心理的ファクターについてまったく考えておらず、数値のみを重視し、学生に自分たちは正しいという信念を押し付けます。ストレスチェックが義務化され、心の不調を自覚する人がどんどん増えていくのに、心の授業を受けないままの医者が増え、患者さんがそのストレスを和らげるような治療を受けられることはほとんどありません。

ＱＯＬと免疫を下げて死を早めるうつ病の恐怖

シニア世代になればなるほどに、がんや心筋梗塞、認知症などの病気以上に怖いのが**老人性のうつ病**です。

「うつ病など、たかが心の病気」と思われる方もいるかもしれませんが、うつ病を決して軽視してはいけません。

長く生きるのも大切なことではありますが、やはり私自身は楽しく生きることこそが人生の目的だと思うからです。うつ病になれば、毎日心が鬱々として引きこもりがちになり、自分が生きていることで迷惑をかけていると考えるようになり、体や脳をあまり使わなくなって老化が深刻化し、身体機能や精神面がどんどん衰えていきます。さらに、うつ病になると免疫機能も下がることも明らかになっています。つまり、**うつ病は主観的な不幸を感じ、ＱＯＬを下げる上に、免疫力が下がって死を早める危険性**を伴っているのです。

本来は「心の病気」に対してより一層の配慮をするべきなのに、日本では精神科の教授はたくさんいても、心の専門家やきちんとしたカウンセリングができる人や教えられる人は少ない。ですから、精神科があっても、それを現代の医療体制に上手に組み込めていないのです。

特に、昨今精神科の重要性が増しているのが、**終末医療**の現場です。アメリカなどでは、終末医療の現場には必ず精神科の医師がチームの中に加わります。しかし、日本では緩和ケアにおいても精神科医がチームの一員に加わることはほとんどありません。それも、医療業界特有の、縦割りの縄張り意識がいまだ強い上に、薬を使うだけで終末期の心のケアができないので、精神科が役に立たないと思われているのでしょう。

ただ、本来患者さんの利益や幸せを考えるのならば、縦割りの組織をやめて多くの専門家同士が協力する必要があるはずです。どうせ医者に心理ケアができないというのであれば、日本の医療体制もいち早く、アメリカ型のチーム医療に切り替え、臨床心理士や公認心理師のような心の専門家とチームを組むべきではないでしょうか。

患者の人生より目の前の病気

人間はただ生きているだけでは、幸せになれません。にもかかわらず、患者さんの心や人生を考慮しない医者は非常に多いのです。

そのわかりやすい例が、コロナ禍における医者たちの発言でしょう。新型コロナウイルスは、医者がどのような考え方をするのかを浮き彫りにし、医者という病を白日の下に晒《さら》した病気だったと思います。

私がコロナ禍における感染症の専門家たちの会議の結果を見て、もっとも問題だったと思うのは**「コロナという病気にさえかからなければ、ありとあらゆることを犠牲にしていい」**という主張がまかりとおっていたことです。

たしかに、感染症の予防という観点では、自粛生活は効果的だったかもしれません。おかげで、コロナだけでなく、肺炎やインフルエンザの患者数も激減しました。ただ、考えるべきは、感染症にならないために、ほかの生活をすべて犠牲にしてよいのかという視点です。

日本の医師たちが推奨する過剰な感染対策により、高齢者は外に出られなくなりました。その結果、**筋力が弱って歩けなくなったり、精神的に参ってうつ病が増えたり、人と話す機会が減って認知機能が低下したり……**といった弊害が起こりました。

大半の日本の医者は、患者の心の治療についてはほとんど踏み込まないですし、知識がありません。ですから、「それだけ長期間閉じこもっていて人と喋らなければ、うつ病や認知機能に支障が出る人が増えてしまう」という考えが生まれなかったのです。

だからこそ、専門家会議と称する専門バカな人々が、会議で集まって議論しては、ひたすら感染対策の徹底を訴え、自粛を要求し、高齢者は子供や孫と会わないよう指導しました。この対策は明らかに間違いだと思いますが、専門家たちは「死者も感染者数も少なかったのだから、日本のコロナ対策は正解だった」と言います。

高齢者の多いスウェーデンやフィンランドでは、なるべく自粛政策を行いませんでした。それでは、要介護高齢者が急増すると考えたからです。

ところが、もっとも高齢化率の高い日本は、世界で一番長い自粛政策を取りました。

彼らの行った感染対策の最大の問題点は、長期的視野が欠けている点です。この後遺症として、５年もしないうちに、要介護者がものすごい勢いで増加しているだろうと私は思っています。

つくづく日本の医者たちは、目の前にいる患者さんの状態や、その患者さんの先々にどのようなことが起こるか予想をする能力が著しく乏しいとよくわかります。

患者のその後の人生がどうなろうと、目の前の病気さえ治れば、あとはどうでもいいと考えているのでしょう。

余命宣告を短く言う医者の保身

医者が患者さんの心理的な悪影響を考えていないとわかる場面が、**「余命宣告」**です。

みなさんもドラマなどでご存じだと思いますが、がんをはじめとした命にかかわる重大な病気を患っている患者さんに対しては、医師から余命宣告が行われることがあります。

そして、現実の余命宣告は、ドラマ以上にドライで無感情に行われるようです。当然のことですが、無表情の医師からいきなり「あなたの命はあと三カ月です」などと言われれば、誰しも大きなショックを受けます。しかし、余命宣告を受けたとしても、あまり心配しすぎるのはよくありません。もちろん、もう少し丁寧に言うことが増えてきたようですが、いずれにせよ短期間での余命を告げられることが多いようです。

なぜなら、**余命の期間は、患者さんには短めに言うのが医者にとって常識**だからです。

どうしてそんな患者の心を曇らせるようなことを言うのかというと、ひとえに**医者自身の保身**のためです。

たとえば、「あと半年の命です」と伝えたものの、仮に三カ月で亡くなった場合は「あの先生はヤブ医者だ」と恨まれてしまいます。反対に、「半年」と伝えていた余命期間を越えて、１年以上生きられた場合は、「先生のおかげで長生きできました。どうもありがとうございます」と感謝されるでしょう。

つまり、どう考えても短めに言っておいたほうが、医者にとってはリスクが少ない。

ただ、患者さん本人にとっては、余命宣告を短めに言われること自体はたまったものではありません。精神的なショックが大きくて、気持ちが落ち込み、中には「自分はもう少しで死んでしまうのだ」という思いからうつ病になる方もいらっしゃいます。

心理状態は免疫に大きく影響するので、ＱＯＬの低下はもちろん、**死期を早めるリスク**もあります。

本来、心ある医者であれば余命宣告はしません。仮に嘘であっても「まだまだ元気でいられますよ」「同じ病気で三年以上生きておられた方もいます」などと言って元気づけてあげるべきなのに、自分の評判を優先するがゆえに、患者さんの心理的インパクトなどを考えず、短めの余命を宣告するのです。一方、私の知る名医と言われる方の多くは、治療が難しいことを告げても余命は伝えないそうです。

もちろん生前に財産整理や家族への遺言作成などを行っておきたいという方もいると思います。知りたいという方は「**最悪のケースを教えてください**」と質問するのが良いでしょう。

その際、短めの余命を言われるケースが多いと思いますので、過剰にショックを受け過ぎない心構えが重要です。

医者の言葉を鵜呑みにせずやりたい放題生きる

もう一つ、私がつくづく日本の医者には心がないと思うのは、**治療に対する説明が**非常に不足している点です。

私は、どのような患者さんであろうと、その治療法をきっちりと説明します。自由診療で治療を行う場合は、金額についても包み隠さずお知らせします。もしその説明を聞いた上で、それでも「受けたい」というのならば治療を進めますし、そうでないなら別の方法を考えます。きちんと説明し、相手の理解を得るのが基本なので、治療方法を勝手に押し付けることはありません。

外科の手術でも十分に説明して手術を受けるかどうかを決めるインフォームド・コンセントがかなり普及してきましたが、内科の場合、血圧が高いというだけでろくに説明をせずに、一生使うような量の薬を処方して、飲むように命令するようなことをします。

このように**「治療法を自分が納得した上で選ぶ」**という考えは、残りの人生を豊かに生きるために必要なもの。特にシニア以降の患者さんにとっては、欠かせない考え方でしょう。

だからこそ、医者がきちんと治療法やそれに付随する副作用を説明した上で、患者さんが今後の人生をどうやって生きていきたいかを丁寧にヒアリングするべきです。

しかし、大半の医者はろくに説明もせずに薬だけを処方し、やれ「塩分は控えろ」「酒を飲むな」と無理強いしてきます。人に残りの人生の質を左右するような治療を強制する以上は、エビデンスをしっかりと出して説明してほしいものですが、それすらやりません。

一般的に医者というものは、「患者にとっての人生の幸せというものは、長く生きるということ。薬を飲み続けた結果、長く生きられればそれが幸せなのだ」という価値観を押し付けがちでもあります。

その上、医者は自分の考えを否定されるのが大嫌いです。患者から「残りの人生、血圧がちょっと高くてもいいから、こんな味気のないものを食べ続けるのは嫌」「体調が悪くなるから血圧の薬を飲むのは嫌だ」などと言われようものなら、過敏に反応して怒り、患者を叱ることすらあります。

もちろん、その患者さんが「多少寿命が縮まったとしても、もっとおいしいものを食べたい」「血圧が上がって死亡リスクが上がっても、やりたいことをやって生きていきたい」などと自分のＱＯＬを重視した結果、脳卒中や心筋梗塞になったり、予定よりも早く亡くなってしまうケースもあるかもしれません。

しかし、それはその人自身の死生観に基づいた選択です。食べたいものも食べられずにベッドの上で不調に耐えながら長生きするのと、好きなことをやりたい放題やって少しだけ早く死ぬのと、どちらが良いかはその人個人の価値観の問題でしょう。

さらに、治療の副作用で早死にしたり、かえって免疫機能を落としてがんになったりすることを、医者は考えてくれません。彼らが言う標準治療は、エビデンスに基づいていないものが大半である上、いろいろな調査研究が新たに出てきてもそれを受け入れようとしない石頭の医師が、残念ながら圧倒的多数です。

ただ、本書の読者のみなさんには、ご自身の残りの人生を限りなく豊かにするために、**医者の言葉に流されない付き合い方**を、ぜひ実践していただきたいと思います。

第7章　医者に騙されず幸福な人生を送るために

医者のエゴよりＱＯＬを優先

最終章となる本章では、中年・シニア世代の方々に向けた、**病院や医者との理想的な付き合い方**についてご紹介していきましょう。

これまで６０００人以上のご高齢者たちを診察してきた私としては、年を取れば取るほどに、病院や医療との付き合い方は変えていくべきだと強く思っています。

その大きな理由は、年齢が変わるごとに、**人生のステージが変わっていく**からです。40代ぐらいであれば、ご自身が病気になったり亡くなったりすると、子供の将来が心配ですし、家のローンもどうなるかわからない……など、いろいろな懸念があるでしょう。手術や投薬などでリスクを少しでも払拭できるなら、そうしたいと思うのは当然のことと言えます。

しかし、60代以降の方であれば、どうでしょうか。日本人の六十歳時点での平均余命は、男性で約24年、女性は約29年です。つまり、あと30年経ったら、病気をしてもしなくても、医者の治療を受けても受けなくても、どちらにしてもこの世を去っている可能性が高まります。ご自身が子供を育て終えて、仕事も第一線を退いていて、隠居生活を送っているのであれば、突然死したところで周囲にはそこまで迷惑をかけません。

私が現代医療に対する大きな問題だと考えるのは、血圧が高かったら半ば強制的に薬を飲ませたり、酒を取り上げたりする行為がまかりとおっていることです。強制するのは、「患者のＱＯＬが下がったとしても長生きさせたい」という**医者のエゴ**に過ぎません。ＱＯＬが下がった患者さんの不幸を、本当に医者は理解しているのだろうかと首をかしげたくなります。

治療法は他人の医者より自分で選ぼう

ならば、私たちはどうすればいいのかというと、**自分の価値観で治療を選ぶという意識**を持つことです。特にシニア世代以降は、この意識がより大切になります。

60代以降の医療との向き合い方は、「医者がこう言うからこうしよう」とするよりも、**残りの人生をどう生きるか**を重視するべきです。薬を飲んで生活を変えたところで、病気になる確率を数割下げることはあってもゼロにすることはできません。

自分を担当する医者の言葉を、信じたい人は信じたらいいですし、自分の人生をより豊かに過ごすため、やりたい放題の人生を歩むという選択もいいでしょう。

気分良く過ごせる状態をあと20年（もっと長いかもしれません）続けるのか、それとも、薬の副作用で気分が悪くなったり、食べたいものも食べられなくなったりする状態を30年以上続けるのか。どちらを選ぶかは、ご自身の判断次第です。

一番いけないのは、「医者がこう言うから」という理由で治療をゆだねてしまうことです。そうすると、十分に人生を楽しめなかったり、薬の副作用でつらい思いをしたり……という結果が待ち受けています。

いろいろな我慢に我慢を重ね、薬の副作用に耐えながら、塩分控えて、酒もやめていては、かえってストレスで免疫力が落ちるでしょう。その結果、がんや肺炎などの病気を患ったら、悲しくないでしょうか？

私自身、子供を育てている間は、家族や会社に責任があるので、多少は一般的な医学常識に従うこともありました。

しかし、60代になって、年を取って子供が大きくなって独立し、会社にも迷惑をかけない状況をつくり上げた人ならば、**薬や生活習慣を自分で選んでもよい**と思います。

パフォーマンスが良い状態で幸せに生きるのか、パフォーマンスを下げて日々節制しながら少しでも長く生きるのか。それはご自身で選ぶべきことです。

医者なんて所詮他人です。ですから、他人の生活にそこまで影響を与える権利はありません。だからこそ、医者には積極的に選択肢を提示してもらい、その中から自分自身が判断する姿勢を持ってもいいのではないかと私は思います。

ストレスが溜まるだけの検診を受ける必要はない

さて、本書では病院や医者を過度に信仰しなくてよいとお伝えしてきましたが、症状が悪いときには医者にかかってほしいと思います。

たとえば、「胃が痛い」「頭が痛い」「吐き気がする」など、何かしら症状があるならば、病院に行って、原因を調べてもらい、治してもらったほうが良いと思います。

医者の本来の仕事は、「患者の苦しみを和らげてあげること」だと私は考えています。

ですから、**健康診断やがん検診**をはじめとした検査については、私は受けなくてよいと思っています。

近年では、無症状の状態から脳卒中やがん、心筋梗塞などの本格的な大きな病気を検診などで見つけてすぐに治療しようという動きが活発ですが、これらの検査や治療で日本人対象に行われた行為のほとんどにはエビデンスがないので、本当に寿命を延ばしているかどうかわからないのは、すでにお伝えした通りです。

無駄な検診でストレスを溜めたり、無理な節制をするきっかけをつくったりするよりは、検査データに一喜一憂しないで済むように検診を受けない、というのも手だと考えてみてもよいのではないでしょうか。

頼りになるのは「かかりつけの町医者」

では、病院はどこが良いのでしょうか。

日頃、体に発生するなんらかの不調を治したいのであれば、私は**地元で評判の良い「町医者」**の病院に行くのが一番だと思っています。

大学病院などで働く専門医師ほど、地域に根差した総合診療を行う開業医、いわゆる町医者を「二流、三流だ」とバカにする傾向があります。たしかに、本当に深刻な病気を患った場合は、先進的な治療法を行う専門医に頼るべきかもしれません。

ただ、実際に患者の寿命を延ばしているのは、実は大学病院の医者たちがバカにする「町医者」なので、地元で評判の良い開業医をかかりつけ医にして、仲良くしておくのが良いと思っています。

では、どうやったら評判の良い医者が見つかるのか。メディアなどでは、良い病院ランキングや名医ランキングなどがよく紹介されていますが、これらの情報ソースはどこかというと、大半は医者や病院側が出した情報に基づいているので、あまり当てにはなりません。

あくまで医者の価値観に基づいてつくったガイドなので、患者目線で良い医者、良い病院かというと首をかしげたくなる内容で、正直、私はまったく信用していません。

なぜ医者目線のランキングが当てにならないかというと、医者たちが重視するのは、**施術や治療自体の成功**だからです。これらのランキングに出ている医者たちの手術や治療自体は成功していたとしても、その後、治療を受けた患者さんたちが健康に過ごせているかは別問題です。

たとえば、胃がんの手術をして、胃を三分の二切除した高齢の患者さんがいるとします。手術自体は成功して、がん自体は取り除くことができました。けれども、高齢者の場合、手術のせいでガリガリに痩せてしまい、体力が戻らず、その後寝たきりになったり、体がヨボヨボになったりする人はかなり多いものです。

これで、果たして「手術は成功」しているのでしょうか?

病院側からすると「胃がんの手術は成功した」と判断するかもしれませんが、患者さんの側から見ると「あの病院は胃がんの手術は大成功ですって誇らしげに公言しているけど、あそこで手術受けてからヨボヨボになってしまった」という声が出てくるのです。だからこそ、患者さんの意見のほうが当てになります。

その場限りの手術がうまくいっても、術後に体力や身体機能が落ちてしまい、結局ＱＯＬが下がるケースは非常にたくさんあります。ですから、いかに素人であっても、実際に治療を受けた**患者さんの情報のほうが当てになる**という視点を持つことが大切なのです。

病院や医者選びは「口コミ」を重視しよう

ゼロからの病院選びで重視するべきは、「先生が親切だ」「よくものを知っている」「患者の話を丁寧に聞いてくれる」という**患者さんによる口コミ**です。

診療所に行ってみて、待合室では患者さんが和気あいあいとしていて、ある程度混んでいるような病院であれば、まず間違いないでしょう。

一つ、口コミを精査する上で注意したいのが、先述しました通り、「愛想が悪い医者が悪い医者」ではないという点です。ぶっきらぼうだけれども、「薬の調子が悪い」と患者から言われたら、「そうか、じゃあ変えるね」と**患者のためを考えて処方を変更してくれる医者**は良い医者です。

なお、優秀で信頼できる医者に多くの人が診療してもらえるように、医者版の「食べログ」が生まれてほしいと私は常日頃から思っています。患者さんたちがそれぞれの医者の評価を書き込めれば、患者さんは病院選びの参考にできますし、医者側も悪いレビューが付かないようにとサービス改善に努めるでしょう。

いまだ医者版の食べログは誕生していませんが、現在、Googleマップではそれぞれの病院の評価を書き込めるようになっています。中には個々の医者を名指ししてコメントする人もいるので、病院選びの参考にしてみるのも良いかもしれません。

専門医に頼るべきなのは難病のときだけ

日常の体の不調は開業医に任せるとして、専門医にかかるのはどういうタイミングが良いのでしょうか。病気・負傷はさまざまありますが、本物の**難病のときは、専門医にかかったほうがいい**でしょう。

自分の専門の分野であれば、その患者を材料にして論文にできるというメリットもあるので、医者は真面目に治療に取り組みます。医者は珍しい病気や難病患者を目の前にすると、自分の功績のためにやる気を出す生き物なのです。

一方で、がんや認知症などといった「よくある病気」は、こうした専門医たちは手を抜きがちなので（患者さんの側からすれば本当にたまったものではありませんが……）、きちんと治療に対してやる気のある医者を探すべきです。

超高齢社会になればなるほど、人は長生きして病気にもなりやすくなるので、専門知識よりも面倒見の良さが、医者にはより一層大切になります。

面倒見の良い医者は、理屈だけでものを考えるのではなく、患者のＱＯＬもきちんと考えてくれます。もっとも、そういう医者が超高齢社会に適した医師だと思います。

専門医だからといって当てにならない

重篤な病気になった際は、専門医にぜひ診てもらってほしいとお伝えしましたが、「この先生は専門医だから大丈夫」と思って、思考停止に陥ることは避けてください。**専門医だからといって、その分野の最先端の知識を持っているとは限らない**からです。

もちろん最新の知見を得るための学会の専門医の講習会は存在しますが、専門医という制度上、五年間に何回か講習会に出ないと専門医の資格を剝奪《はくだつ》されますから、しぶしぶ出ているだけという人もいます。さらに、その講習会に参加し、講演する人々の多くは、医学部の教授であるため、結果的にそこで交わされる議論は「これまでの理論はやはり正しいのだ」と従来の知識を補強するものばかり。結局これまでの説を再度、頭に刷り込まれる機会にしかなっていないのが現状です。実際、やや太めの人が6~8年も長生きしているデータが出ても、相変わらずメタボ対策が大切であるという講習が行われています。

そんな講習会、果たして本当に意味はあるのでしょうか。

高齢者が増えれば、いくつもの臓器の調子が悪くなる高齢者の患者さんが増えていくにもかかわらず、専門医の講習会でそのようなケースの臨床で必要なことはあまり教えてくれません。

たとえば、糖尿病の専門医の講習会で「実は血糖値は、やや高めのほうが長生きしているという新しい調査結果が出た」などのような知識を学べるのであれば、講習会というものはまだ当てになりますが、医学部の教授たちは、古い理論を後生大事にする怖い人たち。まさにカルトのようなものなので、最新の知識や複合要因がからむ臨床現場の実例などを勉強する機会はほとんどないように思えます。

臨床経験が必要ない「医学博士」

もう一つ、さほど当てにならない資格が「医学博士」です。これは、大学院の博士課程を修了しているとみなされ、論文を書かないともらえない資格ではありますが、

「博士」だから診療がうまいかというと、決してそんなことはありません。

本書でも何度かお伝えしましたが、大学医学部というのは研究が重んじられる場所です。そのため、医学博士が与えられる論文の多くは動物実験の結果であるため、その期間の臨床がおろそかになりがちです。内実だけ見れば、医者の資格ではなく、獣医の資格と同じようなもの。獣医はちゃんと動物を治療するのに、彼らは多くの動物を殺しているので、獣医のほうがはるかに偉いと私は思っています。いずれにせよ、どれだけ動物実験を成功させたからといって、人間相手の腕はまったく保証できません。

彼らにむやみやたらに自分の体を預けてしまうと、**命の心配をする羽目になりますし、人生の質を低下させる恐れがあるのだということを忘れないようにしていただきたい**ものです。

セカンドオピニオンは可能な限り受けるべき

私が患者さんと接しているとき、たまに聞かれるのが「セカンドオピニオンは必要ですか？」という質問です。

私は、**セカンドオピニオンは可能な限り受けたほうが良い**と思っています。

この国の医療の特色は、同じ病気であっても、医者によって考え方や治療法がまったく異なる点です。たとえば、がんになったとき、外科に行けば「手術して（周辺も含めて）取り除いたほうがいい」と言われますし、放射線科に行くと「外科でがんを取り除くよりも放射線のほうがリスクは少なくなるよ」と言われます。

ですから、いろいろな医者の意見を聞いて、自分にとって一番納得のいく治療法を選ぶことが大切です。主治医以外にも、何人からか意見を聞けるのならできるだけ聞いたほうがいいです。

ただ、問題は、セカンドオピニオンという習慣が日本にあまり根付いていない点です。がんのようにセカンドオピニオン外来がある病気はまれ。たとえば、精神科にはセカンドオピニオン外来はまずありません。精神科では治療における大きなヒントがカウンセリングから見つかることが多いので、本当は医師に話を聞いてもらう時間はなるべく長くとってもらったほうが良いのですが。なお、保険診療で精神科の治療を受けた場合、大半は初診の時間は三十分以下です。初診から三十分ほど時間を取ってくれるのであれば、よほど良心的な先生だと言えるでしょう。

費用面の問題もあります。がんのセカンドオピニオンの相場感は、だいたい三十分から五十分で五万円前後です。命にかかわる病気ならばそのくらい払ってもよいかと思う人と高すぎるからセカンドオピニオンは控えようと思う人がいるでしょう。

費用面の問題などを乗り越えられれば、セカンドオピニオンは決して無駄ではありません。世の中にもう少し複数の医者の意見を気軽に受けられる制度や文化が浸透してほしいと思います。それ以上にたとえば、高血圧の治療はどれもその後ずっと治療費を支払い続けることになりますし、その後の生活などにもかかわるので、セカンドオピニオンはお金を払う価値のあるものだと思います。

「〇〇だけ食べる」健康法は絶対にＮＧ

「民間療法」による治療についても、少し触れておきましょう。

民間療法を利用する場合、余計に免疫力を下げてしまうようなものや、明らかに詐欺だと思われるものがあるのは事実です。これもセカンドオピニオンに聞いて、きちんと判断すべきでしょう。

ただ、本書でも散々ご紹介してきたように、人間には体質があります。

その民間療法が、ご自身の体質に合うもので、続けることで心や体調が良くなったと感じられるのであれば、躊躇せず続けてもいいと私は思います。逆に、体質に合わないのであれば、薬であろうが民間療法であろうがサプリであろうがすぐにやめたほうがいいでしょう。調子がいいのであれば続けたらいいのです。

一つだけ**避けていただきたいのが、「〇〇だけを食べる」「〇〇だけを食べない」というような偏った食習慣**です。

何年かに一度、「納豆だけを食べる」「玄米だけを食べる」「肉だけを食べる」などというような、一つのものをひたすら食べ続ける健康法ブームが起こります。それぞれの食べ物を単体で食べる分には、決して体に悪いものではないでしょう。ただ、同じものばかりを食べ続けていると、栄養は間違いなく偏ります。

私は、高齢になってまで長生きできる人の健康の秘訣は、**食生活**にあると思っています。たくさん食べて、なるべく多くの種類のものを摂って、筋肉を中心とした体の機能を衰えさせないことが、何よりも大切になってくるからです。

最も推奨したいのは、肉などのたんぱく質を中心とした食事を意識しつつも、**まんべんなくさまざまな食べ物から栄養を摂る**ことです。

高齢になると、若い頃よりも栄養の吸収が悪くなるので、欠食などはもってのほか。三食をきっちり食べて、我慢しないことが一番大事だと考えています。また、微量元素が足りない場合も害が増えるので、いろいろな種類のものを摂ったほうがよいのです。ダイエットを気にする方もいますが、**小太りのほうが長生き**することはもはや老年医学の世界では常識のようにされています。

「太ってしまうから」「塩分の摂りすぎになってしまうから」「糖質が多すぎるから」

などという理由で、食事を減らすほうが体にとって悪いのだということを自覚してください。

また、食べることは人間にとって大きな喜びの一つです。「食べたいものを我慢する」という節制は、シニア以降には非常に大きなストレスにもなります。

そのストレスが免疫力を下げてしまっては、元も子もありません。

60代以降になったら、「○○だけ」といった食事方法には陥らず、とにかく食事を十分に、なおかつ楽しく食べることを心がけてほしいものです。

救急車で搬送される病院は事前に決めておく

昨今、医療人材不足で救急車を呼んだとしても、**救急外来でたらいまわしに**されるなどの事件も多発しています。

「万が一、自分が持病によって倒れたとき、救急車を呼んでも対応してもらえなかったらどうしよう」という不安を抱かれる方も少なくないでしょう。

現時点でご自身に何かしらの持病がある方の場合は、事前に救急車が搬送できるかかりつけの医者に**「仮に自分に何かあった場合は、救急車でこの病院に受け入れてほしい」**とアポを取っておくことがおすすめです。

自分がかかっている病院であれば、これまでの病歴や普段の状態が電子カルテで残っているので、仮に救急の医師しかいなかったとしても、どのような措置をすればよいかがすぐにわかります。

一方で、困ってしまうのが、現時点で持病がなく、定期的に通っている大きな病院がない人の場合でしょう。事前に病院側にアポをとっていない場合は、緊急時に受け入れてもらえるかどうかは病院側の状況に左右されてしまうので、仮に救急車に乗っても、すぐに受け入れてもらうことが難しいケースもあります。

定期的に通っている大きな病院がない場合、自分のかかりつけの医者に相談して、その先生が良いと思う病院を紹介してもらって、**「もし自分が救急車で運ばれる場合は、この病院にしたい」**と伝えておくという対策を取ることが望ましいです。

クレームは患者さんの権利

自分の主治医や病院の対応に問題があると感じたときはクレームを言いましょう。**クレームを言うのは患者さんの当然の権利**です。「お医者さんの言うことだからしかたないのだ」などと遠慮する必要はありません。

最近は病院にクレーム対応の部署もできているので、患者さんの意見をアンケートなどで聞く体制も整ってきています。

とはいえ、「病院のトイレが汚い」「受付で待たされた」などというオペレーション的なものや「あのお医者さんは感じが悪い」「説明をしてくれない」などとお医者さんの態度についてクレームを言うことはできますが、治療方針についてはクレームがつけづらいという実情があります。

たとえば、「薬が多いから辛い」「副作用が気になるから薬を減らしてほしい」などと患者さんがクレームをつけた際に、医者側が笑顔、かつ柔らかい言い方で「ちょっと薬が多いように思うし、体もだるいかもしれないけれども、これを飲まないと寿命が縮まりますから飲んでくださいね」と返してきた場合、なかなかクレームをつけづらいでしょう。

医療方針については、残念ながらなかなか改善されることはありません。ただ、もしも「薬を減らしてほしい」という直訴に対して何も対処してくれない場合は、セカンドオピニオンを取って伝えてみたり、思い切って担当医を変えるなどの選択をしてみたりすることをおすすめします。あるいは、自分で薬を勝手にやめてみて、調子がよくなるか試すという手もあるでしょう。

AIによる診断技術が確立されれば、医療ミスは減る?

さて、ここまで本書を読み進めてきて、「今後も不確かな医者の診断に付き合わなければならないのか……」とがっかりされた方も多いでしょう。けれども、安心してください。近い将来、この状況は画期的に変化する可能性があるからです。

現在、「医者という病」に冒された日本の医学界において、一石を投じるのではないかと強く期待されるのが、**ＡＩ**の存在です。

技術の進化が進めば、検査データや画像データをもとにＡＩが診断し、その答え通りの医療を行う病院が増えると思います。

ＡＩの診断がベースになれば、医者による診察力に差が生まれづらくなって、**「ヤブ医者」が大幅に減るため、医療ミスや処方ミスも少なくなるはず**です。また、大規模なデータベースとつながると、よりエビデンスに近い医療が提供されるはずです。

また、医者の能力にあまり差が生まれなくなるのであれば、差別化のため、医療側のサービスもおおいに改善される可能性があります。

たとえば、今は税務会計のソフトが発達して、税理士自身の実務作業はかなり効率化されるようになりました。結果、一人の税理士が１００人や２００人のクライアントに対応できるようになっています。

会計ソフトのおかげで、税理士自身のスキルの個人差が減ってくると、次に何が差別化のポイントとなるかというと、営業力や愛想の良さや、節税対策に奔走してくれるかどうかなどです。逆に、そうしたプラスαのサービスができない税理士のところにはお客さんが来なくなります。

おそらくＡＩ診断が進むと、医療においても同じような事態が起こり、それぞれの医者は、**「患者さんの話をしっかり聞く」「患者さんの要望を聞く」「患者さんを待たせすぎない」**といった心理的ケアの部分に、もう少し注力していくのではないかと思います。

何も問題がなければ、数年後にはこのような医療体制が整っているはずです。ところが、既得権益にうるさい医学界や医師会が、ＡＩ診療によって自分たちの食い扶持《ぶち》が減ることを恐れて、「ＡＩ診療はバグの危険もあるから制限すべき」などと言い出した場合、実用化が遅れる可能性は十分あります……。

ただ、これを契機に日本の高度な医療技術を、**外貨獲得**の手段の一つにするという選択肢もあります。今、海外では**メディカルツーリズム**が盛んで、医療先端国に海外の富裕層が健康診断や治療に訪れるケースが増えており、その国にとっての大きな外貨獲得の資源となっています。日本のように観光資源も豊かでホスピタリティも高い国であれば、観光がてら日本の医療を体験したがる富裕層も増える可能性もあります。

たとえば、中国では医療のレベルはかなり上がっているのですが、自分の健康状態が当局に漏れる可能性があるので、日本での医療を選ぶ富裕層がかなりいるそうです。

日本の医療団体は、国内の小さな利権獲得にばかり目を奪われているのではなく、医療を発展させて、未来の日本の武器にするという大きな視野を持ってほしいものです。

自分の幸せは自分で決める！

いかに医学が進歩し、我々の寿命自体が長くなったとしても、がんや糖尿病などの生活習慣病患者の数は増え続けています。心を病んだ末に自殺する方も多いままです。

また、コロナ禍などでは「医療従事者不足」が叫ばれ、地域医療が崩壊寸前となりましたが、それも医者の数が少ないことが原因ではなく、コロナを怖がって医療を拒否する医師が多かったことに大きな原因があると私は思っています。

こうした中、今後も医療をめぐる環境は多々変わっていくことでしょう。その中で、ぜひみなさんに大切にしていただきたいのは、「自分の幸せ」をきちんと守ることです。

たしかに医者は専門家であり、医学の知識は一般の方よりも多く持っているかもしれません。けれども、本書でも散々ご紹介してきたように、医者がすべて正しいわけではありませんし、医者と一言に言っても一枚岩ではありません。一人の医者が「こうだ」と言ったことが、必ずしも正しいとは限らないのです。そして、インターネットによってこれまでと比べものにならないくらい情報が得られるようになりました。

ただ一つ確かなのは、自分の体調を一番よくわかっているのは、患者本人だということです。

みなさんには、自分の幸せとはどのようなものか、どのような人生を送りたいのか、万が一の場合はどうしたいのかを考え、もしものときにはどういう対応にしてほしいのか、どんな環境で最期を迎えたいのかをしっかりと考えておいてほしいと思います。

医療の自己決定というと、死ぬ間際の延命治療をするとかしないとかをイメージされる方が多いようですが、このときには、患者さんのほうは意識がないので、本人の幸せにはあまり関係ありません。

それより残りの人生で元気な間にどういう医療を受けたいかを、医師と話し合うなり、それに応じてくれないのなら、自分で決めることが大切です。

地域医療を長年続けてこられ、患者さん主体の医療を貫いてこられた鎌田《かまた》寛《みのる》先生と対談の機会があったときにそれを痛感しました。

鎌田先生は、私のように血圧は高くていいとか、血糖値は高くていいという風には考えておられないのですが、患者さんの生活は必ず考えて、患者さんと話し合うそうです。

たとえば、血圧が高い患者さんが、「残りの人生の楽しみなので、お酒としょっぱいつまみはやめたくない」と言った場合は、「では、何なら我慢できるの？」を問い、「じゃあ、薬は飲みます」とか、「ほかのところで塩分を減らします」と答えるなら、そこで約束をして守ってもらうというわけです。

残りの人生を楽しみながら、健康もなるべく守るというスタンスですが、これは理想的な医師と患者の関係だと私は思います。

私のように、自分が楽に生活ができるということを最優先することも、患者さんが自分で決めることです。ただ、私でも、少しは血圧の薬を飲んでいますし、糖尿病については運動を増やすという自己決定をしているのです。

それこそが「医者という病」におかされず、人生を最大限楽しむ方法だと私は思っています。本書の読者のみなさんが、ご自身にとって楽しく、豊かで、健やかな人生を送れることを、著者として心より祈っています。

もちろん、そのために多少寿命が縮むかもしれません。ただ残念ながら、日本人相手のエビデンスはほとんどないので、本当に寿命が続くのか天命だったのかはわからないということも、申し添えさせていただきます。

とにかく、検査数値を正常にすることより、自分が元気だと思える残りの人生を送っていただきたいというのが私の真意です。

和田秀樹（わだ ひでき）
1960年、大阪府生まれ。東京大学医学部卒業。精神科医。東京大学医学部附属病院精神神経科助手、米国カール・メニンガー精神医学校国際フェローを経て、現在、和田秀樹 こころと体のクリニック院長。高齢者専門の精神科医として、30年以上にわたって高齢者医療の現場に携わっている。ベストセラー『80歳の壁』（幻冬舎）、『70歳が老化の分かれ道』（詩想社新書）、『60歳からはやりたい放題』『90歳の幸福論』（扶桑社）など著書多数。

扶桑社新書 478

医者という病

発行日 2023年11月 1 日　初版第1刷発行
2024年10月10日　第4刷発行

著　　者………和田秀樹
発 行 者………秋尾弘史
発 行 所………株式会社 扶桑社
〒105-8070
東京都港区海岸1-2-20 汐留ビルディング
電話　03-5843-8842（編集）
03-5843-8143（メールセンター）
www.fusosha.co.jp

印刷・製本………株式会社 広済堂ネクスト

Printed in Japan　ISBN 978-4-594-09520-8